医道存真 肆

理法方药笔记

吴南京 ○ 著

中国科学技术出版社
·北 京·

图书在版编目（CIP）数据

医道存真之肆 / 吴南京著 . — 北京：中国科学技术出版社，2017.5（2019.5 重印）
ISBN 978-7-5046-7461-6

Ⅰ . ①医… Ⅱ . ①吴… Ⅲ . ①中医临床—经验—中国—现代 Ⅳ . ① R249.7

中国版本图书馆 CIP 数据核字（2017）第 074370 号

策划编辑	焦健姿　王久红
责任编辑	黄维佳
装帧设计	长天印艺
责任校对	龚利霞
责任印制	李晓霖

出　　版	中国科学技术出版社
发　　行	中国科学技术出版社有限公司发行部
地　　址	北京市海淀区中关村南大街 16 号
邮　　编	100081
发行电话	010-62173865
传　　真	010-62179148
网　　址	http://www.cspbooks.com.cn

开　　本	710mm×1000mm　1/16
字　　数	247 千字
印　　张	15.25
版　　次	2017 年 5 月第 1 版
印　　次	2019 年 5 月第 2 次印刷
印　　刷	北京威远印刷有限公司
书　　号	ISBN 978-7-5046-7461-6 / R · 2026
定　　价	29.50 元

内容提要

　　治病重在明理，最终疗效凭药。本书著者勤求古训，学古不泥古，并根据自己的临证心得，总结出 20 余种常见多发病症的病因认识及治疗体会，如"守胃气是治病的根本""治疗胃痛不能疏肝太过""海螵蛸、瓦楞子不是制酸专药""腹泻治疗慎用止涩药"等；所选临床病案点评精简朴实，适合广大临床中医师及中医爱好者参考阅读。

中医的传承在于守道
（代序）

　　道，就是规律。《黄帝内经》重"道"，讲"阴阳之道""天地之道""升降之道""医之道""养生之道""养长之道"，这是受《老子》万物源于"道"思想的影响。此外，老子、庄子的"清静无为""道法自然""聚气养气""求生之厚，长生久视"等思想和方法，更是直接影响了《黄帝内经》的养生、预防、医疗等体系的形成。

　　坚守一个医者的本分，不为钱财而迷了眼，也是行医之道。有些医者，大言包治百病，或对某些疑难重证，亦说几剂药痊愈，而对中医学的理法方药全然不提半字。社会上看到很多广告，都是治疗癌症、哮病、癫痫、忧郁症之类的所谓秘方。还有些医家，藏身于宗教场所，利用宗教或魔术手段把中医神秘化、玄乎化，把原来可以说得明明白白的中医，弄得大家一头雾水，使国民对中医产生误解，制约中医的发展。

　　对于临证治学，孙思邈在《大医精诚》里写到"博及医源"，博，自然是指知识渊博之意。中医是天、地、人三才合参的医学体系，要学习的内容不仅仅是某方某药的机械对应。历代名医，没有哪个不是苦学出来的。没有渊博的知识，治病常常起手就错。师父曾给我题字"抗志以希古人，虚心而师百氏"，后来一次闲聊中，师父又说"南京，我送你一句话，那就是终身砥砺"，这是教导我治学上要取百家之长，坚持不懈的刻苦努力。这是中医治学的规律。

　　如果偏离则医道不真，所传的或者是些皮毛，甚至是糟粕。所以，中医的传承，定要坚守医道。

吴南京

丁酉年春于北京

前　言

本套丛书是笔者对跟师三年学习的作业和心得体会进行梳理而成的，亦是笔者对中医学的再一次总结。

常言说"大医传道"，我师父陶广正教授这三年中，不仅对于何药治何病、何方配何症、疑难杂症的抓手等对我进行了系统的点拨，而且更从中医学以外的知识，从中医渊源、国学修为、医德医风等多角度、多层次对我进行启发，促使我对中医、对生命的感悟得到提高，从而让我对疾病、对中医学的领悟，由拜师前从疾病看健康，升华到了现在从生命看疾病的高度，这全得益于师父这三年的培育。

书中所载病案，皆来源于笔者在横店义诊的病例，均从辨证角度，揣度患者的疾病过程，脏腑虚实与治疗原则、用药思路，并做了详细分析。笔者在编写本书的过程中，对病案的书写并没有严格按照教科书上的格式，看似随意，实则顺应诊疗思路，一气呵成。其目的是为了完整再现当时遣方用药的思维过程和临证体会，便于读者阅读理解。由于篇幅所限，故本套书皆层次结构提纲挈领；语言风格言简意赅，点到为止。

本套《医道存真》丛书对病案进行了初步分类。如将痛风、类风湿关节炎等以肢体、关节痛为主的疾病，归于痹病。对于肿瘤的治疗方面，重点安排在《医道存真》的前两册里，《医道存真·壹》专门整理师父陶广正教授的心得，因为师父给我的病案中有大量肿瘤方面的内容，笔者近年也治疗过不少肿瘤病例，所以会对肿瘤方面进行较详细的论述。《医道存真·贰》主要收录妇儿疾病。《医道存真·叁》偏重于肺系病、心系病、肝系病、脾系病、津液病；《医道存真·肆》偏重于肾病、妇儿和男科疾病、痹病、伤病、皮肤病、五官疾病、肿瘤、杂病。

　　当前因为网络的发展，很多患者为了方便，都在网络上关注中医的动向，医者也借用网络平台进行自我宣传，于是一时间弄得到处是名医，可谓是鱼目混珠。所以，笔者在书中针对一些治疗误区，给出了自己临床治病心得，提出了个人见解，比如调和三焦潜阳、固肾运脾治癌、升降气机治疗痰湿等内容。书中反复强调：一是因为当前很多医家套方套药机械治疗，使很多疾病失治误治；二是这些治法是笔者长期从事临床总结的体会，实有效果，以供参考。

　　本书不代表师父的学术思想，而是笔者对跟师三年行医心得的一次梳理，读者可以将本书中的病案与笔者前一个中医系列《医道求真》进行比较。《医道求真》系列对妇科方面的论述较多，因此本系列对妇科方面的论述相对偏少。可以说，本系列是针对《医道求真》的补充和完善。

　　2015 年冬天，笔者到北京，把书稿交给师父审定，我对师父说："当前中医的传承已到了非常时期，中国人多，但能治病的中医师少。我跟师三年，技术有所提升，对一些疾病的认识也提高了很多，觉得这些内容可以通过书籍出版，以方便更多的同行和患者。虽说不是什么至理名言，但全是我真实的临床心得记录，如能对社会有些许帮助，也是我辈的心愿。"师父认可，并提笔写了书名。

吴南京

丁酉年春于北京

医道存真

理 法 方 药 笔 记

上篇　理论篇

下篇 临证篇

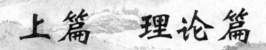

上篇　理论篇

笔记1：外感风热的治疗要点

外感风热之初，治疗在于清透，用桑叶等辛凉之味清透外邪，使邪从外祛；如见热势较重，可更加连翘、金银花等清轻而透之药，切勿一见有热就重用三黄、板蓝根等苦寒折火。过于寒，反使邪气闭结不能外透，从而变症自发、病情迁徙不愈。现在很多感冒，一治半个月不愈，很多情况就是用药过寒造成的。

治疗感冒不分寒热，套以西医学"上呼吸道感染"一说，一路苦寒直折火势，已成为当前中医治疗外感的流行治法。要知外感之邪，当使邪从外祛才是正道，过于寒凉则肺失宣而不能祛邪外出。苦寒败胃，胃气受损无力运化而气血不足以祛邪，特别针对一些素体虚弱之人，更要时时审元气之强弱，慎用苦寒，风热外感慎用，风寒更是禁用。

吴南京分析：

中医学的精神是辨证论治，同样的外感风热，不同的体质表现会完全不同。如素体本有郁热之人，感受风热，风热之邪会和内在的郁热合邪，化热会很快，治疗之初再不仅仅是辛凉轻清之药以疏散了事，而一开始就得以辛凉轻清之中辅以黄芩之苦寒之药以折火，否则变症快速，津液一耗，气亦随之而耗（有人会说，现在有输液，不至于和以前那样的耗津。输液是可救津，但大火食气，风热和内在的郁结之热合邪必会耗损元气，所以热之耗津，所耗损的不仅仅是津，是气阴并伤。输液可以救津，但不能补气，所以不能把希望寄托在输液上。很多人一个小小的感冒，造成长久的免疫力低下，且时常反复外感，很大一个原因就是外感之时耗伤了气）。

江南多湿多热，风热之邪，多在春秋之间，此时多热多湿，雨水也多，体内湿阻之人很多。湿和热合则生湿热，体内有湿热，再受风热之邪，在江南是很多见的。所表现的症状为困乏无力、身体困重不想动、头晕、心烦闷、大便黏腻、尿黄等湿热症状，又有稍恶风（或恶寒）、体温偏高等外感风热症状。此种风热常易当湿温为治，有人用三仁汤等剂治疗不效，用桑菊饮等治疗亦不效。治疗当化湿热和清透并用，利湿可以通阳，更加辛凉之味以清透之，效果理想。

当女人月经期间感受风热，易引起胞宫瘀阻，而造成妇科病的发生。因为排月经是一个除旧过程，一受外邪肺气不利，肺朝百脉，肺气不利则血行亦受阻，于是很易形成瘀阻。治疗时要辛凉清透之中更辅以益母草诸调经通血药为治。

治疗外感风热，一定要使邪外出，体内有瘀湿等情况，一定要进行分消，不能让风热之邪和内邪相合，这是治疗之大要。

 # 笔记2：治疗咳嗽要重视肝火和胃逆

肺为五脏之华盖，娇而不耐寒热，稍有不顺则气逆而咳。从临床治疗中来看，引起肺气上逆喘咳的内伤因素，主要在于肝火和胃气上逆。有时止咳不应，用清肝顺气、和胃降逆法咳嗽顿止。所以内伤咳嗽一定要重视肝火和胃逆的问题。

外邪引发咳嗽日久，邪气入里也会化热。邪热和肝中相火相合极为常见；脾胃虚损，胃气不顺，中焦气机郁滞不畅而化痰生热之扰肺而咳更是常见。但肝火上炎多见肾精不足无力制约，所以见舌边尖红、脉弦数，要治以清肝固肾才是根本，因为肾是气根，根本不稳则上焦肺气不纳，由是咳嗽反复不愈。常见咳喘损心的肺心病，肾没有不亏虚的。

吴南京分析：

见病治病是常见之正治，也是常见之误治。要知有病必有因，不审因而治病，常伐无辜而徒伤正气，治来治去，越治越重者常有之。咳嗽表现虽见气机上逆，但引起气机上逆的原因颇多，不能一见咳嗽就用杏仁、百部一类教科书上的止咳药为治。如是外邪犯肺，引起的肺气失宣造成的肺气不能肃降，片面用杏仁止咳，反而使肺气更不得宣发，邪气闭伏于内，病更不得愈。常见很多人说某医高明，一剂药下去咳嗽顿止，但不数日，咳嗽反加剧，有很大一部分原因就是过早用止咳药使外邪不散闭伏于肺。所以教科书上所讲的止咳药不是治疗咳嗽的专利药。

对于肝火上炎造成的咳嗽，中医学称为"木火刑金"，已有详细的论述，但对于肝火上炎的咳嗽，治疗多以清肝降火为主，要知肝火根于肾阴，肾阴不足才是肝火上炎的主要原因，治疗之要在于固肾养阴。当然，见肝火过旺，初时治疗可适当地用些夏枯草、川楝子、菊花之属，等肝火一降清肝之药则少用，而要以固养肾阴为主。但养阴之药多滋，必要考虑到脾胃的运化问题，用药量不能过于猛，且可参以运中之品以利运化。

肺和胃都是贮痰之器，但胃处中焦，主通降。如果胃有病则胃气失于通降，于是上焦之邪火就难以下降，或上焦之痰湿亦难以消除，于是咳嗽反复发作，且不时还见咳嗽和呕逆并发。临床上所见到的咳嗽痰多不是胃逆咳嗽，这是痰湿阻肺，而胃逆咳嗽还并见于胃气不和失于通降之症状。出现胃逆咳嗽，大多是外感后过用抗生素、输液，或过用苦寒清热的中药，造成中焦脾胃受损形成。治疗这样的咳嗽，必要以和胃降逆为主，而不是机械地用些止咳药就能治愈。

 ## 笔记3：肺癌治疗，重在排痰、化痰

癌症有多种，但不同的癌症治疗不同。肺癌的治疗重在排痰化痰。肺为贮痰之器，肺癌之毒，不外痰瘀郁结所化的毒，痰祛则癌毒亦除，所以治疗重点在于排痰化痰。但排痰得有充足的肺气，肺气不足则无力宣发，排痰亦难，所以先审痰之多少，痰多则排痰为主，见虚则补气为主。否则，攻痰太过反伤正气。

肺癌之病，身体皆虚，虽说痰重癌毒炽盛，但一定要时时注意元气的虚弱程度。攻痰法是中医学治病八法中的消法，必伤正气，所以针对体虚而病大实的肺癌治疗，一定不能太过。

肺主气，但肾为气根，肺病久之人，肾气多亏，所以补肾亦是治疗肺癌中扶正的常用之法，但补肾药中的一些滋腻之药要慎用，以免助痰。

吴南京分析：

排痰在于宣肺，化痰在于运脾固肾。肺气宣肃，肺之宣在于气阳的充足，阳气亏虚则肺不能宣，痰不能排。肺癌早期多见寒痰阻闭，治疗得温化，所以用药不得过寒，以免肺气不宣，毒痰不得外排。然癌症非一日形成，必是一个长久的过程形成，久病及肾，肾为气之根，肺为气之本，肺之宣发，动力根于肾气，所以，宣肺排痰之时，一定要时时固养下元肾气。

笔记4：真心痛治疗重在补气温阳

《内经》云真心痛"旦发夕死，夕发旦死"，一点也不为过。真心痛是心脏反复发病，不断消耗人体元气，造成心失所养无力运血，所以治疗真心痛在于补气温阳为核心，气阳足了，心运血才能有原动力。如果以活血化瘀为核心，反更进一步耗伤元气，病更不起。就算是痰湿水气凌心，也是因为气阳不足，运化无权而形成。

用活血化瘀法治疗心脏病，已成为一个习惯。《难经》明训，治疗心脏疾病，在于调营卫，而不是活血化瘀。真心痛是气阳不足心血失运，瘀阻是病之标，气阳不足是病之本。当然，补气温阳是平时的治疗，果真见心肌梗死需急救时，得开窍运血急治标，保命为第一，西药硝酸甘油是常用药。但笔者在临床实践中发现，针刺内关、人中、十宣等穴位的作用比硝酸甘油要好，值得推广。

吴南京分析：

心主血脉，运一身之血，但心靠血的滋养和气阳的温煦推动。《难经》所讲调营卫，营就是指阴和血的一面，卫是指气和阳的一面，气血阴阳平衡并充实，心才能有正常的运血功能。所以治疗心损之病，多以阴阳并补，气血并调。笔者常以"黄芪桂枝五物汤"加当归、菟丝子、附子等药为基础，进行气血阴阳并调，用于临床效果颇理想。

近年有人大倡火神论，更有人片面地夸大附子对心脏的治疗作用。要知心之动力是靠肾阳，但心之养则靠阴血，附子乃辛热燥烈之药，过用必耗损阴血使心无血可养，病更不起。

五味之所用，辛以通为用，甘以补养为用。所以笔者治疗心阳不足之证，都是用甘温的黄芪为主药，而不是辛热的附子。因肺主气，主治节，朝百脉，黄芪大补肺气，辅心之运血，所以补气之中辅以温阳，酌加当归、鸡血藤等辛中有甘的调血药为治，而是少用红花、川芎等辛燥活血药，总是以补养为用。如见舌青暗、脉沉伏无力或结代的情况，则加大附子等温阳药的用量；如见胸闷气喘不得卧、舌胖淡、水样苔的水气凌心之证，则在补气温阳的基础上辅以利水开窍。

有些心脏病，阴分有伏邪，比如风湿热引起的心脏病，风湿热虽得到控制，但是在治疗过程中有不当之处，造成气血阴阳都亏虚，临床上常见体虚而伏邪难出，病情再进一步发展，也会造成真心痛。治疗当补养心脏之时辅以透邪解毒之药，但病情严重到真心痛的程度，还是以保命为第一要务，等病情稳定缓和下来，再从本以缓治。

 ## 笔记5：治疗高血压，镇肝别太过

有些高血压患者会出现眩晕，医者认为是肝风内动引起，常以金石重镇平肝

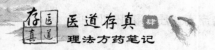
治疗，这是一个重大误区。

引起高血压的原因很多，肝阳上亢只是其中之一，就算是肝阳上亢，也是因为肾阴亏虚无力制约相火造成，重点在于滋养肾阴，而不是重镇肝阳。重镇太过，脾无阳可用，脾胃中焦反而失运而化痰生湿成瘀阻，病情反而更复杂，要审因而治。

引起血压过高的原因有痰湿瘀阻，肝阳上亢，肾气亏虚等诸多原因，片面金石重镇，反更使阳气下陷而中焦失运，而要审证求因。见舌苔滑腻、脉浊的痰湿重则在于运脾化湿，湿祛阳自潜；肝阳上亢亦是因为肝肾虚亏无力制约相火，治疗重点在于补肾养肝，而不是重镇；至于肾阳亏虚，残阳上越之人，也应先审中焦。

吴南京分析：

所谓的高血压，指的是血在动脉内流动对血管壁所产生的压力。造成压力增加的原因有因为血管的弹性下降（如老年人或精血亏虚之人），血的黏稠度加大（如血糖、血脂、血尿酸的增高，中医学称为痰湿浊），有因血流过快等病因造成。

当前治疗高血压多用重镇肝阳的中药，如以磁石、珍珠母等为主，要知肝为阳气的萌发点，为肾之门户，针对肝阳上亢可以适当应用重镇药以制肝阳，但如果是因为精血亏虚的血管弹性下降，或痰湿阻滞的血黏稠度太过引起的高血压，再用重镇，没有一点好处。

肾精亏虚，不仅仅是用枸杞子等一类滋养之物来补养，更要知道脾为营之本，脾胃的运化功能直接影响肾精的强弱，过用重镇则脾之运化必不利，营分更不得复；脾主运化，但脾的运化功能得有足够的阳气为用，重镇药会让阳气下陷不利脾的运化，反生痰湿，痰湿重则血液黏稠难行亦会引起血压增高；肝阳上亢，主要是因为肾精不足无力制约肝中相火，才会引起血流过快产生高血压，治疗的重点在于育阴，而不在于镇降。

所以，对于重镇一法治疗高血压，仅是针对肝阳上亢太过的一时应急治疗，而不能作为常规治疗方法。重镇太过，脾胃运化无权，生机全无又谈何治疗？治病之目的不外是为了保命。

眩晕在《伤寒杂病论》里有"真武汤"的温阳利水之治，这是一个很好的思路，不只有重镇一法。

 # 笔记6：中风要辨闭证、脱证

中风一般见中经络和中脏腑，中经络一般以风痰肝阳为主，多为实证，虽说亦有虚，但总以实者为多；但中脏腑则凶险，有闭脱之分，闭证是风痰闭阻心窍，而虚证则是元气散脱，所以为脱证。闭证之疗在于攻痰逐热瘀、开心窍；而脱证则当大补元气。同是中风，闭脱不同，治疗相反。如果元气涣散而脱，治疗攻痰逐瘀，只会加速死亡；闭证再大补元气亦会速亡。

中风见不省人事者，都是凶证。闭证是邪实闭结不通，而脱证则是元气脱散不收，治疗一攻一补完整相反，临证不得不慎。

临床外在表现，闭证见一派内热、实邪闭结之象，如脉滑、弦数有力，二便不通等症状；而脱证则见三自下，手撒肢冷，舌痿不伸，脉象见细微欲绝。如病情急迫，四诊难全，脉诊是关键，要重视脉诊。

吴南京分析：

中风是中医四大证之一，病情不论是闭还是脱，都是凶证。但闭证是因为邪气过实，郁结体内，气机不通阳气过亢而成，治疗当逐邪降火，有镇肝通腑一法为急治。但治急症最速不外针刺放血为治，可针刺十宣、人中、太冲、太溪诸穴以急救，如仅求于中药，有时药还没煎好人已亡，可悲。而脱证则是人的元气涣散不收，气血无力上供于脑，治疗当大剂固精补气为主，但应急之用，可温灸小腹的神阙、气海、关元诸穴，用艾叶为灸（即使用大壮艾叶针对某个穴位温灸，对整个小腹部的温灸作用还是不足，可以热水袋等温热之物敷小腹，对小腹的诸多穴位进行整体温灸，效果良好，笔者应用于临床救过多人）收敛涣散的元气，

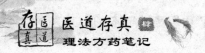
等到性命保全后，一般补气固气的药也煎好了，再服用大剂补益药（可用人参30～50g一次顿服，因无形之气一定要速固，保一分气则保一分命，气不存则命不保）。

不论是闭证还是脱证，应急治疗后，命保住并不意味着治疗的结束，这仅是治疗的开始。中风，不是一日才形成，而是身体先虚为患，虚不严重则见小中风的"中经络"；虚更严重则见闭证（中风闭证不是因为元气太多，而是下元上越无力以制约为患，泄标之实，在于一时的应急保命之法，不是治病的根本，而是命保住后针对体虚和标实进行一个较长时间的调治）；如果元气涣散则见脱证。

所以，中风之病，不外虚证。区别闭证和脱证，在于应急保命的治疗方法。

笔记7：治寒邪，先审湿瘀

寒邪伤阳，最易生湿瘀。体内之湿得靠阳之气化；血为阴物不能自运，亦靠阳气温煦推动得以畅行无阻。寒性凝滞，受寒伤阳形成的湿瘀常互结为患。所以散表寒不祛湿瘀，难以取效，温内阳亦然。重视湿瘀之实邪才能温阳，阳气得复，寒邪自祛，故而治寒必审湿瘀。

寒邪凝滞，易伤阳气，受寒之人多有阳虚见证，阳虚则气化不利而生湿，阳虚不温血行不畅而瘀阻，所以对于受寒之人要审湿瘀，治疗内寒更要审湿瘀。但阳虚有寒之人常因湿瘀互结而化热，临床上常见一边是虚寒的畏寒、脉沉弱等症状，又并见舌上有芒刺、心烦上火等郁热结于血分。治疗更要祛湿运血，否则阳不得复。

吴南京分析：

阳虚又见郁热伏结于血分，这是很常见的情况。郁结之伏热，是因湿瘀互结化热形成的，治疗这种伏结之热，必要化湿通瘀，否则热结不祛而无法温阳。

因为内结深伏于内，一用温阳药，药之热性马上会和内热相合，不但阳气没法扶补，反而见内热更重。比如慢性妇科炎症，因为过用抗生素等药治疗，阳气大损，身体的阳虚证很明显，但又不能扶阳，一扶阳则炎症马上加重；又不能清热解毒，用清热解毒则阳气更伤。对于这种情况，《伤寒杂病论》以败酱草、附子、薏苡仁合用，给我们提供了一个良好的思路。用附子温阳，败酱草清热毒，薏苡仁祛湿热，但阳虚见湿热互结之治，《伤寒杂病论》方少了活血药，因为血水同源，血不利会影响水湿的运化，但水湿内结也一样会影响血脉的畅行。笔者以此思路再加用益母草等药为治，效果很理想。

但阳虚湿阻之人，脾胃的运化能力多不好，有必要更加苍术、厚朴等药以运化中焦，如果见热毒之势明显，还得加用黄芩诸药折火热之势。

对于有湿瘀并见的阳虚患者，有外寒则温阳不能太过，而是以化湿通血之中辅以麻黄、附子之温内散外为治。如见阳虚无力散寒外出，起手就是"麻黄附子细辛汤"温内散外为治，多不见效，因为湿瘀互结之邪，极易敛着寒邪，所以要把内在的湿瘀之邪和外来的寒邪分消，稍加些附子、干姜之类自能速祛外来之寒邪。等到外寒散后，再去麻黄等风药，加大附子、干姜之类的温阳药。等到阳气扶补上来后，又应易为巴戟天、菟丝子等药以久服，这才是真正的扶阳之道。切不可附子、肉桂之燥药久服，阴阳是互根互用的，用药过燥，阴伤则阳亦损。

前医为我们提供的是药方和治疗思路，但病情是千变万化的，套用成方治疗，泥古不化，实难取效。

 # 笔记8：治湿三法：芳化、利尿、燥湿

湿就是水气，和水同源，治疗不外芳化、利尿、燥湿。芳化是指用藿香、佩兰等一些气味芳香的药进行化湿；利尿是用茯苓、泽泻等利水药利湿外出；燥湿是用苍术、厚朴等一类苦温性燥的药进行燥湿。三法治湿各有侧重，芳化是针对湿气重，而利尿则针对水湿为邪，这三法常常组合应用。

芳化药多质地轻宣而能浮、能透，所以针对中暑有湿者可先芳化，但要看湿邪的严重程度，如果邪气过重有必要更加利尿药和燥药；如见湿重并小便不利，则以利尿药为重点，更加苦燥，如五苓散；如湿邪充于三焦不化，则三法合用，如三仁汤等。

湿邪黏滞、性缠绵，所以湿邪闭阻之人，血行多不畅，一些常见的妇科炎症就见湿瘀互结，治疗得活血化湿并重。

吴南京分析：

人体内水湿的运化主要在于肺的宣发、脾的运化、肾的温煦蒸腾，芳化之治湿，因芳香质轻之药能轻宣肺气，以调水之上源，且能醒脾而运中，所以芳化之治多在上焦和中焦之湿；利尿，顾名思义是促进尿液的外排达到祛湿的效果，所以利尿之治在于使湿从下走泄；燥湿药，质地不沉不浮而处于中焦，所以多能运化中焦之湿。如五苓散，方中用桂枝之质轻气香通上宣，白术运中焦，茯苓、猪苓、泽泻利下焦，这是三焦并治之法。三仁汤也是三焦并治之法，不过上焦之治以肃肺气之不同。

这三法治湿，各有不同，芳化之治能升提气机；利尿之治能降气机。见肾阳亏虚又有明显水湿阻滞的情况，治疗之要在于温阳和祛湿并重，因为利下会伤阳，用升浮之药又易扰动肾气，都不利于身体。如真武汤证，一边见阳气很弱，一边又见水湿很重，治疗就以大剂附子温阳，使湿祛而阳不伤，且温阳又能促进气化有利于化湿。从温阳药上来看，五苓散用桂枝，而真武汤用附子。桂枝质轻而附子质沉，质轻则上浮而通上，故而治感受外寒，且阳气损伤还不是很严重的水湿病证；而附子质沉以振奋肾中元阳，自是因阳气大亏而用。同是温阳利水，有时一味药之差，就离之千里，所以读古人制方之要义，一定要仔细，切不可以一句"差不多"了事。

治水湿之要，必运中焦，因为中焦是气机升降的枢纽，气机升降不利，水湿之邪难以祛除。见古人治湿之方，多用到白术一药（朱震亨治水湿更是常用到"保和丸"），不外是白术的健脾化湿之能。但笔者一般不用白术，而是用苍术，苍术质轻疏能散透，气香能醒脾运脾，更利于气机的疏通。

笔记9：治火要分内外

外火是因为外界气温过高，或感受温热疫毒邪，治疗得外透，让火有出路；而内火则是因为肾虚不能制相火，相火炽盛上扰而成，比如中风等病，很多中风闭证就是因为内火为患，这是有本质区别的。外火还多有挟邪，和湿邪合则为湿热；和燥邪合则为燥热。湿热之治重在化湿透表，燥热之治则育阴透表。

外火是外来之邪，治疗虽说用凉药清火、泻火，但一定要促使邪气外出，若邪无出路，变症百出。而内火之治，重在固肾气、潜阳，使相火得藏，这是根本。但内火也有实火，比如肝气郁结化火，胃火炽盛，治疗重在清泄于内。

但不论内火还是外火总会伤阴，所以治疗火症后期，一定要考虑育阴的问题。阴不足，火永不得宁。

吴南京分析：

外火，常见的如夏天烈日下劳作的中暑，即外热太过，火气郁结肺卫，使内热不能外透造成的，治疗就当清透。总之外来之火邪，一定要使邪从外出。治以辛凉和苦寒相结合。

内火分虚实，虚火是肾虚无力制约阳气的变动。身体的阴阳是要平衡的，阴虚则阳气太过，于是原来属于生理性的阳气就变成了伤害人的病邪。这种火是虚火，治疗之要在于顺气降潜，顺气之要诀在于火的通路问题，切不可一见虚火上浮就用磁石、珍珠母等金石重镇药来镇降，而是要考虑脾胃的运化问题，脾胃健运，气机升降正常，火才能下潜。另外身体内的痰湿、瘀血等病理产物也一样会阻碍火气的下潜，湿瘀不除，不但火气不能下潜，反而会化热，和上逆之虚火合邪，比如中风闭证，多是这种合邪为患。先贤说降气就是降火，就是这个道理，因此一定要顺气才能降火。切记。

身体内的火还有实火，比如各种炎症，就是湿热相互瘀结的热毒之火邪。此种内火，不能外散，因为火已经在体了，外散是不现实的。比如风寒外感化火热，还在肺卫之时可用"大青龙汤"为治，用石膏清火、麻黄散透外出；如果内火已成，就不能再用外散，而是用"白虎汤"或"承气汤"等剂以清泄于内。

但内在的实火是郁结之火，必要疏散。笔者治疗内之实火，多伍以益母草、郁金、丹参等性凉又能通血调气之药，使火结散开才能清。如果仅以黄芩、黄连等药为治，虽能清一时，但苦寒太过反使邪气更结而不能清化。如承气汤之大黄，不仅清热，更能活血散结，使通泄于下，所以内火之势能速效。

 # 笔记10：守胃气是治病的根本

"有胃气则生，无胃气则死"，人的生命全在脾胃之气，所以治疗疾病首审胃气。攻伐不得太过，如急症攻病，也中病立止，转到调胃运脾上来，这才是治本之道。李杲说以甘药收功，甘入脾，甘药收功指的就是调脾胃。

一切治疗都在正气充足的基础上进行的，元气消亡人亦亡。调胃之法是保命之法，失去生命治疗无从谈起。所以前医总说急症之急在于二便不通，《伤寒杂病论》中见胃痞胀满也很重视，观全书用药，不外甘草等甘药为主，后世医家莫不以调胃为核心。

天下无神奇之法，只有平淡之法。

吴南京分析：

从《名医类案》所记录的医案上来看，前医治病的核心不外是保胃气为根本。

什么叫胃气，通俗地说就是人体对食物的消化吸收功能。中医学的胃气，从西医学来讲，就是指消化系统的功能。人自离开母体后，生命源于脾胃对食物营养的消化吸收，如果胃口不开，人就没精神。所以说治病之要必得以胃气为根本。

很多人总在寻找神奇的方法，能起死回生之药方，殊不知治疗病之要是为了保全生命。《伤寒杂病论》中多次提到伤寒见胃痞腹胀以先治痞胀，因为胃痞胀是胃气弱的表现，人身体内的气血不足，再强加发汗以治伤寒，无异于饮鸩止渴。并且发汗伤气阳并伤津液，阴阳并伤，脾胃运化功能更伤，病更不起，所以见伤寒又见痞胀必先治痞胀。

观历代大医治病之要，不外以甘药收胃气，和和缓缓，看似平淡，实则是治本之道。

或有人说《伤寒论》用药峻猛，如白虎汤、承气汤诸方反更伤胃气，不治伤寒之邪气伤阳极速，猛药以祛邪而用。《内经》亦谈及大毒之药治病不能尽剂，最后还得以水谷养体才能周全。水谷养体，亦不外是保胃气而已。

笔者收集先贤之治病要义，多以药性和缓为主，少用偏性大之药。以缓药大剂为治大病，用于临床效果亦好。

有人为示高明，常以性偏效猛之药为用，附子、细辛等药动则数十克，多则数百克，以此炫耀。要知治病之要，不外以药之偏性纠正身体的偏性。常见脾胃虚寒之人，吃一块西瓜都会腹胀腹泻，更何况是偏性更大的中药。

笔记11：治疗胃痛不能疏肝太过

脾胃的运化功能正常，得有肝气的正常升发，肝气郁结则脾胃失运，所以见胃病多辅以疏肝解郁，使气机通畅。但要知道脾喜燥而胃喜润，疏肝药多燥，燥湿太过反伤胃阴，胃阴不足则通降不利，反生他变。因此治疗胃病得先审病性寒热虚实，对证施治。

疏肝法是治疗脾胃病的常用之法，但肝气不疏，有湿困、阳虚、瘀阻等不同病因，片面用风药或理气药施治，徒伤阴血，使胃失润而不降，由是气机上逆。胃为阳明多气多血之腑，病多见热，治以苦寒、甘寒为主，果真见气滞不疏，也应选择如梅花、佛手、玫瑰花等理气不伤阴之药。

当然，如见苔厚白腻之湿邪闭阻，又当以运中化湿为治。

吴南京分析：

肝为一身阳气门户，肝气不疏则阳气不升，肝气郁结则阳气失升。阳气不升则脾不能运，脾不运则胃不能降。因脾的升和胃的降是一正一反的相互表里关系，脾失升则水湿不化而见痰湿阻闭，临床上常见舌苔白厚腻、身体困乏无力、大便黏滞、脉浊不畅等症状，治疗以用燥药化湿，如名方"平胃散"就是苦燥和淡渗合用，使中焦湿化而胃气得降，所以才称为平胃。可是引起脾不运的一个主要原因是肝气不疏，常说"气饱了"，生气指的是肝郁，肝郁则阳气失升，脾失运，胃就失降，所以治疗胃病常辅以疏肝解郁。

临床中常见的疏肝解郁药，不外柴胡等能促进气机升发的风药和香附等能促进气机通畅的理气药。这两类药都有燥血伤阴的不良反应，特别是风药，不仅燥，还能提气上升。朱震亨是治郁之大家且不用柴胡，叶桂也说柴胡会伤肝阴，所以治郁之要在于运化中焦的气机。所以治疗胃病，重点不在于疏肝，而在于运中。

运中和补中不一样，中医学术语有健脾和运脾之分，健脾是以补为主，运脾则补通并用，补中以疏通。

胃喜润，但胃同样也是贮痰之器。胃又为阳明之多气多血之腑，稍有湿阻则易化形成湿热阻滞中焦。《伤寒杂病论》中的几个泻心汤，常用黄芩、黄连和生姜、半夏诸药合用，这种苦寒和辛温并用，以取"辛开苦泄"之义，辛以开胃中痰湿之郁结，苦以泄湿热。现在临床上常见很多胃幽门螺杆菌、胃糜烂等疾病，大体上不外湿热郁结，治以辛开苦泄多能取效，而不是因见胃痞胀就定为肝气不疏。湿热不除，治以疏肝自然不会有效。

胃虽喜润恶燥，但见阳虚者亦不少，遇寒或食冷物则胃痛，多是阳虚之证，治疗又当以扶阳运中。但阳主升发，阳虚则升发不利，治疗上用风药一样不能太过，稍稍升提即可，如见阳虚湿阻中焦，笔者常以紫苏叶重剂，但煎药之法则以久煎除升浮之性，使药性冲和而运转中焦。

笔记12：海螵蛸、瓦楞子不是制酸专药

胃病反酸，是一个很常见的临床症状，现在看到很多人治疗胃酸，动辄就把海螵蛸和煅瓦楞子作为专药。要知酸的原因不外郁积化酸，有郁结化热，食物不化而作酸，有中焦虚寒不化而作酸。因热要清泄，因寒要温中，用海螵蛸和瓦楞子制酸，反见胃脘胀满，嗳气频作。

患某病用某药，是理想的治医之路，但同一症状，不同病因病机，治疗亦不相同。胃中反酸，不论寒热，都是因为胃腑通降不力造成，要分寒热治疗。海螵蛸和瓦楞子制酸，是因其成分采用酸碱中和的思路，不属于中医学的辨证论治。临床上的确常见很多胃酸患者服海螵蛸和瓦楞子，但病情反复不愈。

吴南京分析：

胃酸之症，古人以酸为肝之味来理解，治疗上以疏肝为治，有效有不效。因肝气郁滞造成中焦不运的胃酸，用疏肝是有一定的作用，但其他原因也会引起胃酸；比如食红薯或甜食也会引起胃反酸，有人喝白酒或啤酒也会引起胃反酸，这些因为饮食不当造成的胃反酸，再治以疏肝解郁，自不会有效果。

胃酸之发作机制，不外运化失司，食物在胃里停留的时间太长。从西药的促进胃排空药治疗效果上来看，治疗胃酸效果很好，其作用也就是使食物在胃里停留的时间减少。所以治疗胃酸，莫过于促进胃的排空通降。但脾和胃是相表里的关系，胃的降得有脾的升，脾的升得有胃的降，如脾虚升清无力，则中焦运化失司，胃的通降作用自然会下降，所以促进胃的通降，不是机械的用一些神曲、麦芽等教科书上归为消食类的药为治。

从临床治疗上来看，造成胃酸的原因主要是湿和热，见湿阻明显，以平胃散为基础方，加党参、黄芩、神曲之类，使气机顺降而酸自解；因热多见湿热并

重，有些患者见脉弦数、胸胁胀痛并发胃酸，是因肝郁化火，治疗当清肝散火。也有些胃酸是受寒后或吃冷物引起，这是中阳不足，使中焦运化无权造成的胃酸。治疗当温阳运中之中并加些黄芩之属。因为会有酸，必是有热才会作酸，有一分酸必有一分热，所以治疗胃酸一定要考虑积热问题。也就是说，不论什么原因引起的胃酸，都是因为湿热等邪积于胃中才会作酸，或食积化热而发酸，总有热的存在。

海螵蛸和瓦楞子制酸，是从实验室的数据，谓碱性物质可以中和胃酸的理论，不属于中医学的辨证论治。常见很多人因用海螵蛸和瓦楞子治疗，服药时胃酸稍好转，但胃胀气又发作，因脾气要升则健，这两药抑制脾气升发，反使中焦失运，胃中积滞更甚，故而久治不愈。

所以中医治病，不能被实验室的某个数据牵着鼻子走，数据仅作为参考。

笔记13：腹泻治疗慎用止涩药

腹泻病因颇多，有外邪、食伤、情志不调等诸多因素，治疗切勿乱用酸涩之药，酸涩药止泻是针对虚证而言，如初泻之时邪气重，泻泄是祛邪外出而已，如用酸涩治疗，反留邪不出，增加病情。治疗应针对病因，如外邪未解则散外邪而止泻；食伤则调和胃肠。因泻泄易伤元气，所以一定要审元气虚实，如素体元气不足之人，或因泻下伤元，则补元固涩止泻为先。

自《内经》起，历代名医都有论述腹泻，李中梓全面系统地总结了泻泄的治法，李氏提出淡渗、升提、清凉、甘缓、疏利、酸收、燥脾、温肾、固涩九种治法。因湿邪则淡渗燥脾、气虚下陷则升提、内热迫肠则清凉、命火不足则温肾。现在很多医生一见腹泻就用石榴皮等酸涩之药猛投，对邪实之泻来说无异于闭门留寇。

吴南京分析：

《伤寒杂病论》之邪阻太阴脾，见腹泻而邪解，这是身体正气足，对体内病理产物的排泄驱邪外出之理，如此腹泻治以酸涩收敛，只会加重病情。

另外，肝郁气滞引起的脾胃运化功能下降，气机积滞而生腹泻，此种腹泻亦不能酸涩止泻。食积阻滞、外感风寒、风热、暑湿诸邪引起的腹泻亦不能酸涩止泻。

人体如果五脏平衡、元气充足，只要病邪不超过身体的抵抗能力，机体自能排邪外出，比如发汗、腹泻、咳痰、呕吐等方式，很多情况都是机体自身在驱邪外去，故而不能止，一止反坏事。可是患者心急，一见腹泻，恨不得医生一剂药就止泻。有些医生为了迎合患者的心理，治疗过程中急于解决患者的自觉症状，见腹泻就以酸涩收敛为治，常常越治越重，临床上常见的慢性肠炎，十数年一直每天腹泻数次不等，就是因为过分收敛使邪内闭不出造成。

但长久腹泻，元气必虚，不论邪之轻重都要考虑到收敛为治。久泻是气机下陷升发不利，主要在于肾虚不固（肾司前后阴，主二便），肾虚则无力升发，肝之升发不利（传统中医学称为风木下闭），造成脾之升清不利。有人提出用补中益气汤来治疗久泻，这不太妥，因为不固肾元，强行升提，反动摇下元肾气根本，因为久泻之人，没有肾气不亏虚者，治疗的根本还在于固肾气，风药应少用或不用。

泻下必伤阳，阳气受损多见水湿内阻，所以治久泻之法必要细审湿邪之多寡，湿重渗湿亦不能太过。渗湿治泻下，是湿重的时泻，比如江南的梅雨时节，常见有泻下之病，此时在运脾基础上加用渗下以治标。但久泻之人见湿阻，还得以运中为上，少用渗利为治，以免更伤肾气。

笔记14：治疗肝炎，重在运脾利胆

肝炎之毒属于湿热毒，毒邪的外排重在胆汁排泄正常，可以说利胆是排肝中毒的最直接有效途径。肝藏血、主疏泄，肝的疏泄有赖于胆的通利，所以治疗肝炎，必要重视胆汁的排泄。

肝病则疏泄不力，脾运化功能下降，所以治疗肝炎必要运脾补调，中焦脾胃虚疲而片面利胆徒伤正气，正气不支病更不愈。

五脏和六腑之间是表里关系，每一脏都对应一腑。腑气通利，脏才能正常工作。只有大肠通降正常，肺气才能肃降；小肠通利心火才能下交于肾；胃降脾才能升；胆汁泄利正常肝才能正常疏泄。治疗脏之病，必要重视通腑，腑气不利，脏亦不为用而病。

吴南京分析：

《伤寒杂病论》中治疗湿热引起的阳性黄疸，用茵陈、栀子、大黄等药。方中之药，茵陈利湿，大黄通便，都是排邪外出之法，这给我们后学提供了一个思路，就是见脏有疾，可从腑中透散外排。但通腑是排邪之法，不是扶正之法。肝有病，脾胃必伤，所以先贤说"见肝之病，知肝传脾，先实脾"，就是此理。

当前见很多人一见肝炎，就用垂盆草、茵陈、田基黄等大队寒凉之药猛治，不知苦寒败胃，脾胃伤败，元气必虚，病何能愈？因此治疗肝炎，必要以运中为大法。因中焦脾胃为后天之本，脾胃强则元气足；又因肝炎之邪是湿热之邪，脾主运化水湿，脾健运则湿得化，运病是治本之道，又能及湿标。

但临床治疗不能通篇一律，而是要审湿重还是热重。果真见热重，必得以大黄等攻腑之药逐内之热毒，等热势祛大半，还得以治湿为重点，因热为湿郁所化生，湿是生热之本，攻热不化湿，不能愈肝病。但治湿虽说以运脾为根本，但又有见肾气不足而脾失健运者，治疗又当顾及肾气。临床常见很多患者，肝炎长期不愈，脾胃虚弱自不必说，且肾气亦亏虚。肾主一身之气化，肾气亏虚则气化不利，湿更不得祛除。如果见脉沉弱无力、四肢不温的肾阳亏虚证，附子亦可用，切不可因"湿热"两字就避温热药。

利胆在于疏肝。也就是说胆汁的通利，有赖于肝的疏泄正常，如见肝气郁滞，则胆汁排泄亦不利。朱震亨治久病，多考虑肝郁的问题，试想没有人久病还很开心的。久病之人自然多郁，只有程度的轻重。所以肝炎之病得考虑肝气郁滞，但治郁亦在于运中，切不可以柴胡、香附机械套治肝郁，把柴胡视为疏肝圣药，反常耗肝血。肝体阴用阳，肝血为物质基础，疏泄为功能体现，肝血耗则疏泄必不利。脾为营之本，脾强则营强，所以还得从脾胃入手来调补肝血，而不是将白芍、当归诸药视为养血之圣药。

笔记15：臌胀病，慎用通利

臌胀为病，虽有气鼓、水鼓、血鼓之不同，但总是气、血、水必相兼互结不通而使腹胀如鼓。气滞通气、水结利尿、血瘀活血，这是治标之法，但快气通利之治，虽得一时之快，元气更耗，臌胀更不得除。气之畅达在于肝之疏泄有力；水之运化在于肺脾肾的水湿运化调节；血脉结闭，在于肝的疏泄和心的运血功能。

所以，治疗臌胀必先审五脏气血，切忌通利太过。

臌胀是气滞、血瘀、水结三邪互结为患，又各有侧重，但成病之因，总因脏腑失调为患。矢气胀减，腹部叩之如鼓是为气滞，治疗重在疏肝运脾；状如蛙腹，按之如囊裹水是水鼓，治以运脾温阳利水为主；腹坚满，青筋显露，腹内结块，痛如针刺，面颈赤丝血缕，是为血鼓，治以扶正攻血散结，此为大法。

但有郁结化热之症，则更配清解之药；有因过用利药伤阴，则得育阴通利。总之以辨证为先。

吴南京分析：

见病治病，气滞通气、血滞活血、见水利水，这是治标之道，徒攻无过而已。因标之疾总有本之因，不治病之本病势难愈。

臌胀病，不论何种见症，总以运脾和胃为根本。因疏理气机、活血散结、利水祛胀，总以气机不利为核心。然气之运转之枢在于脾胃中焦之升降；气为血帅，气足则血行，又行血之药多燥，脾为营之本，因此后天之本是运血之首要；脾主运化，脾强则湿除，脾弱则湿生，湿浊之邪必要以脾为核心以运化之。

肝气不疏则脾郁不通，所以见肝郁应治以运脾（见越鞠丸之神曲、苍术；逍遥丸的人参、白术之用），如果见气滞治以香附、柴胡、枳实诸药，取一时之快，快气之药耗气等不良反应，只会让气更虚，病更不得愈；血为阴物不能自运，血结之病，多见气虚，攻血有补气攻血之道，因气能生血、且能运血；气为阳，气阳足则能气化而湿浊得除。所以臌胀病，虽见腹胀难受，见似气有余之疾，实则气不足之病，所以治疗臌胀必以补气运脾为根本大法。

体虚而肺有疾，可以扶脾而攻肺；血有瘀可以补气而通血；水湿严重可以补气而利水。笔者治疗臌胀病，必重用人参、黄芪为主药，辅以苍术、厚朴、茯苓等补气运脾为核心。见气滞加枳壳、大黄通腑除胀；见瘀阻加当归、桃仁等以通血；见水湿加用泽泻、猪苓等以利水。但不论何种臌胀，必要辅以通利水脉，因气滞血必虚、水阻亦必见瘀血。

但有因前医通利太过而伤阴者，治以育阴利水是必然，特别是西药的利尿药应用，见阴阳俱虚者更多，所以必要扶本为主。

笔记16：水肿总因三焦气化不利所致

水不自行，赖气以运。所以水肿一证，不论阴水、阳水，都是三焦气化不利的表现。

三焦的通利在于肺的宣肃、脾的运化、肾的蒸化。因寒、因热、因瘀等，总是三焦气化不利造成水肿，所以治疗水肿，不能见肿就用利尿消水，观《伤寒论》"五苓散"和"猪苓汤"，一阴一阳，已是明训。

水肿之病，虽说是肺、脾、肾三脏功能失调，但有因郁而肿，治疗得疏肝解郁；有因瘀血闭阻，"血不利则为水"，治疗要活血逐瘀。利尿药是辅助治标而已。水气同源，气不行则水结不通，气行则水动，所以治疗水肿之病，调气为先，气机升降出入有序，水自通行无阻。

吴南京分析：

水肿仅是病之标一面，不是病之本一面。但病本有虚有实，如外邪客郁不散，影响气机运转，三焦气机因此郁滞不通，这是因邪实而致水肿；有因血行不畅，水气之动转不利而生水肿，治疗当活血逐瘀为治；或有因情绪抑郁，肝气不疏，气滞则水滞的水肿，治疗又当以疏肝解郁为治，这是邪实引起的水肿。另外有因气虚无力运水之水肿，治疗当大剂补气药为主，若再过用利水药通利，气更伤，水更不化；气虚太过则阳虚，又有阳气亏虚无力蒸化水湿的水肿，治疗当温阳利水。

当今社会，西药的利尿药药性过猛，损元亦猛，因过用利尿药而发生阴虚水肿之证，当育阴利水，而不是见水肿就消水药猛下。

治疗水肿之证，不能见肿就消水，病因有虚实之分别，或有虚实相兼之因，治疗当细细区分。有见治疗水肿动辄就用二丑、大戟、商陆诸药猛攻，图一时之快，不知水邪是有形之邪，轻则水去而气阳亦伤（气和阳为无形之气，有一，赖于有形之质为依附，水邪亦有气阳的依附。所以利水多见伤气伤阳），重则阴分亦损。诸如肝硬化腹水的抽腹水、尿毒症的血透等治疗方式，同样是大损元气，单纯以西医的补充蛋白质难以取效，因为白蛋白代替不了中医的"气"。所以见病势严重要抽腹水或血透，必要有中医的参与治疗，才能保住元气，如果仅以白蛋白补充对人的肝脏反而不利，不如中医的补气运脾固肾保元来得全面。

综上所述，只要见水肿（或臌胀），总因三焦的气机不通造成气化不利而发生水肿，所以治疗水肿，一定要考虑三焦的气化功能，有实以疏通之，有虚则补之。

笔记17：阳痿不尽是阳虚

一说到阳痿就会考虑到肾阳虚，治以大剂温阳药。但有效，有不效。有的阳痿患者还因过服温阳药而生他病。要知肝经循阴器而过，主筋，阴茎为宗筋，实为肝所主，人的情绪失调则肝失疏泄，宗筋所聚无能，由是成阳痿。所以治疗阳痿切忌温阳太过。中国传统总认为阳虚成痿，不知有郁亦能痿。

神志失调则五脏功能紊乱，不仅肝郁一端。笔者临床治疗中，肝郁成痿的确常见。但治疗阳痿还要考虑瘀血和精亏，阴精和阳气相互为用，精不足则无以载阳。气血郁阻，气血不达宗筋，宗筋失养不能作强，则阳事不举。如湿邪闭阻下注宗筋，阳为阴遏亦发为阳痿。

所以，阳痿之病不尽阳虚，应综合考虑，温阳勿过。

吴南京分析：

古代，一些投机之人利用帝王的喜好，制作丹药或一些温肾壮阳的药物给帝王服用，以满足帝王的性欲。时日一久，就造成一种风气，致使后世很多人一见阳痿就觉得是阳虚，多以鹿茸、阳起石、淫羊藿等温阳药为治，常有不效，且很多患者因乱服壮阳药生病。

阳痿有不足和有余之分，不足在于精气亏虚；有余在于气滞、血瘀、痰阻等，使气血不能运畅于宗筋阴器。

社会竞争压力大，人多郁，郁则阳气不得升发遏阻于下焦，从而湿邪内生并阻于下焦，形成湿热裹结，前列腺炎等疾病由此发生，阳痿也因此而来。对于这类阳痿患者，如果再治以温肾壮阳，只会让药热和体内的湿热相合，使湿热更重，阳痿更不得愈。治疗当以运脾化湿为主，辅以疏肝和血。

有因长期劳累元气亏虚之人，气不足则不能生精血，亦无力运血，对于这种阳痿，治疗当补气固肾为主。比如用人参、黄芪、菟丝子、覆盆子、补骨脂等药为核心。另外，元气亏虚之人多见血瘀不畅有伏热（血行不畅日久必会化热），所以治疗时必要活血通络兼清透伏热。笔者多用益母草于补气固肾温阳之剂。有人见我治疗阳痿用益母草而笑，用药之道岂能被药之名称所左右。

果真见四肢不温、小便清长、夜尿频频、腰膝酸软无力、脉沉弱无力诸阳虚见症，治疗自当以温肾壮阳为治。但阳虚之人，多见湿阻和血瘀，温补阳气之时一定要考虑到瘀和湿的兼症。另外，阳为无形之物，得赖有形之精血为依附载体，所以温补阳气的同时一定要考虑到精血的充足，可于壮阳药中加枸杞子、菟丝子等药以生精血（阴阳互根互用，阳不足从阴中求阳之理）。

笔者治疗阳痿，不论病因如何，总有见血行不畅之症，治疗一定要调血通络，可以说调血通络是治疗阳痿的一个重要法则。

 笔记18：治郁在于调和气血

郁指肝气郁结不疏，《内经》曰："思则心有所存，神有所归，正气留而不行"，"愁忧者，气闭塞不行"。可见肝气郁结总不外气滞不行为病。但气为血帅，气不行则血亦为之滞涩不运，因此治郁之要在于调和气血，气通则血行。但有因郁而见脾胃失运，则辅以健运脾胃；郁而经水不行，则辅以调经水。总之，应以调和气血为先。

肾气亏虚无力升发，肝气亦为之郁；痰湿闭阻，阳气不升，肝气亦郁；跌仆损伤，血瘀不行，气亦失和也会成郁。调和气血是治郁之大要，但要考虑郁之所生，情志失调而郁，必要安抚患者情志，移情之法以治。但郁结之气血已使机体损伤，则必以药石调治。须分清郁之轻重，机体有无损害。

吴南京分析：

气机运转在于升降出入，脾胃又为气机运转的枢纽，所以治郁之要在于转运脾胃。而不是一见郁滞就以香附、木香之气药乱治。

气为血帅，气滞则血亦滞，见郁之人，多要考虑血不畅行。所以治郁必要酌用活血药，但活血药的应用，在于审瘀结的轻重，轻郁用当归之属以调之；如见化热可用丹参、益母草、郁金等能通能凉之药；瘀结严重可加桃仁、红花等，即使大黄之类的逐瘀药也可用。瘀结祛则元气得通畅，这也是治瘀之道，朱震亨用川芎治血郁，香附治气郁，这自是从气血的相互关系考虑。

郁滞日久，气血不行，五脏元气不通，身体必虚，所以治疗慢性病多以补养为主。

郁滞之治虽说调和气血，但有气血亏虚之郁，有气血郁滞之郁，更多见到的是有气血之不足，又有气血之不通。朱震亨之"越鞠丸"五药以治六郁，这是对郁滞的分消，治疗重点偏于邪实；"逍遥丸"则以健脾疏肝为治，治疗重点偏于正虚。果真见正气大虚，治疗自当以大补为主，因此治郁之要，必审虚实。

肺有邪而正伤，可以扶脾以攻肺；血瘀见虚，可补气之中以攻瘀，此等之法，都是攻补相兼而用。偏于正虚则扶正为主，偏于邪实则攻邪为主，用药不可太偏。有人见越鞠丸方中无补药，弃之不用，但又迷信于医圣，对大黄䗪虫丸等有攻无补的药却常用。身体有虚不祛病邪，补药不得力。见郁而体虚，不通气血，体虚亦不复。

 ## 笔记19：虚劳病贵在静养

虚劳涉及的范围很广，可以说是中医学范围最广的病证，凡是脏腑气血阴阳亏损都属于本病。《内经》有"精气夺则虚"，《难经》进一步补充"损其肺者益其气，损其心者调其营卫，损其脾者调其饮食、适其寒温，损其肝者缓其中，损其肾者益其精"。但药食不论怎样治，总要静养配合，如人活在一个烦劳的环境中，则难治。

身体虚损，静养是一大关键，但患者大多把疗效寄托在医生身上。医者开最对证的药方，患者自己平时不配合静养，总难取得理想的治疗效果。另外，对于体虚之人，易受外感，对于起居上的避风寒、适寒温也很有必要。身体虚损还拼命烦劳，不断消耗身体元气，靠药物维持，实属不易。

吴南京分析：

人的活动必定在消耗元气，元气充足动则气血和畅五脏得养，元气亏虚则少动，以减少消耗。如青少年，元气充足必要多动，老年人五脏元气已虚，必要以静养为上。

常见有些人，看起来在病态中活着，无精打采，但寿命却很长。因为身体不太好的人知道自己的不足，自然会减少烦劳，这样一来消耗也就随之减少，只要五脏平衡，人还是可以长寿。但身体元气已亏虚，还没日没夜地工作，大量消耗元气，即使五脏平衡，没有足够的元气来补养，也难活长久。五脏平衡是补养元气的根本，但元气又反过来补养五脏。

可是时下很多人，身体很虚，疾病已经很重，还在拼命工作。浙江有很多成功的商人英年早逝，就是过劳而死。

医生治病是外力，患者的日常保养才是健康的根本。有病求医不如平时多保养。切不可把健康的希望寄托在医生身上，医生只能治病，不能治命，命是患者自己的。

所以身体虚弱，必要静养。

笔记20：气虚发热

一般认为阴不足则热，身体会发热是由阴虚引起，但从病象上看，气虚发热最多。当然，气虚严重会演变为阳虚。人体的脏腑功能和气血阴阳的平衡，身体才健康，有一方面出现虚损就会失衡，从而见发热。对于气虚发热，李杲论之甚详，气虚无力依附于阴血之中外越而见热，这是气虚发热的基本病机，治疗当补气，而不是祛热。

日常生活中，过饥除了见头晕眼花、神疲气短，还会见身体烦热、汗自出，这种是最常见，也是最易理解的气虚发热。饱餐之后，身体烦热汗出也随之而解，因为饮食入胃而能补气，气足则固，汗自不出，气血平衡相依不外浮，所以热亦除。临床上见气虚发热而治以清热药，非但热不除，反更伤气，热更甚。

吴南京分析：

气为阳，推动着血的运行，且随血充流于周身，对血和五脏进行固摄。如见气虚除了血行不畅以外，还会见血溢于脉外，如各种慢性出血证，内脏下垂等疾病，大多都是气虚引起。

气和血应处于一个平衡的状态气血才能在体内通畅，如果出血过多则依附于血中的气亦随着血而丢失（气是无形的，血是气的载体，出血则气脱，中医学称为气随血脱，治疗上主要是补气，因气能生血、固血，所以先贤说"无形之气要速固"，常用方有独参汤、当归补血汤等），人就会烦热。临床上很多手术后的患者、产后患者都会见自汗、烦热等症状，就是因为手术或生产时出血而伤气，气不固外越而见热。

气为阳，补气以温药（中医学称为"少火生气"），如果见身体发热，以为有内热，再用寒凉药来治疗，寒凉药只会更伤气，气更虚则身体发热更严重。比如饥饿后人的身体发热，不吃饭来补充能量，反用寒凉的药去治，只会伤了身体，道理是一样的。

李杲治疗气虚发热多用补气药的人参、黄芪、甘草等药为主，酌伍用黄芩等清热药以祛虚热（张锡纯则黄芪和知母合用）。气虚是发热的因，发热是病之标，治疗自当标本兼顾。

但治疗气虚发热，还有必要适当地加当归、丹参等通血药，因为气为血之帅，气虚则血必不运畅而产生瘀阻，片面的补气不通血，效果会大打折扣。

肾主封藏，气虚不固之人，补气的同时还得固肾，笔者一般用菟丝子、枸杞子、补骨脂、五味子等药以固肾气，使气补后能更好地固于体内。

笔记21：治疗痹病不可活血太过

痹病是由风、寒、湿、热等邪气闭阻经络，影响气血运行造成，最关键的问题是气血不行。先贤有"治风先治血，血行风自灭"的治疗理论，由此造成一些医家治疗痹病就猛用活血化瘀药，殊不知气血不行是病之标，而病之本是五脏失衡、邪气闭阻，这才是造成气血不畅的原因。五脏不平，病邪不祛，气血通畅无从谈起。

痹，为血脉闭阻不通之意，但血脉痹阻的原因颇多，有因寒、因湿、因虚等，寒邪收引、凝滞，治疗寒痹在于温经，阳气足寒祛而血脉得通畅；痰湿闭阻则血滞不行，治疗重点在于化痰湿。气阳不足则运血无力，阴血亏虚则血脉不充而闭阻，治疗在于补养。可见血脉不利不在于用活血化瘀药了事。

吴南京分析：

血为阴物不能自运，得有足够的气和阳来推动，气阳不足引起的痹病是临床上最常见。治疗重点在于补气温阳，《伤寒杂病论》用大热的乌头来温阳，《千金方》"独活寄生汤"则重用温热的独活为主药，再辅以人参等药来补养气血，以能补并用来治。从临床的实际意义上来看，自是独活寄生汤要合理，因为痹病非一日而成，大多是因为邪气长时间闭阻体内，有见身体虚损，也有见气血不行的，治疗当有一个较长的时间过程。乌头治痹不可能长期服用，而独活寄生汤无此顾虑。

血不利则为水，水不利则血亦为之不利，血脉闭阻多见有湿阻存在，所以治疗痹病，大多要考虑到湿邪的问题。特别是因湿邪闭阻的痹病，治疗更要以化湿为重点。比如临床上常见的痛风，也是痹病的一种，病因是湿阻化热生毒，所以可以称痛风是湿热毒痹。湿邪闭阻久了化热生毒是痛风病的发病机制，如果治疗重点放在活血化瘀上，则可能产生耗伤气血的不良反应，气血更伤，水湿更难化，病更不得愈。

活血化瘀药，除了当归、鸡血藤等少数几味药外，其他都有耗气伤血的不良反应，药力越猛，不良反应越大。有人治痹，动辄就以大队的活血化瘀药为主，更加蜈蚣等虫类药和独活、威灵仙等祛风湿药堆积组方来治疗，数月治疗，气血大耗，病更不得愈。

《内经》说邪气会客于人，是因为身体的元气亏虚，五脏不平衡，仍乱用大耗气血的药来治病。笔者治疗寒痹多以大剂黄芪为主药，加于"桂枝汤"中，另外伍以当归、鸡血藤等能补能养能通的活血药，严重者酌加一两条蜈蚣；见脉沉弱无力怕冷的阳虚证，再加附子、菟丝子等温补肾阳的药为治，效果理想。治疗痛风则以"五苓散"为基础方，再加益母草、鸡血藤等药来通血脉，见脉数加黄芩以清之，脉弱加菟丝子、狗脊等药以固养，见苔腻更加苍术、厚朴、麦芽等药以运中焦。

笔记22：治疗腰痛重视湿邪

《内经》有"腰者，肾之腑，转摇不能，肾将惫矣"，清代李中梓谓"治惟补肾为先"，导致一些医家一见腰痛就知补肾。要知肾主水，腰为身体力量转换之枢纽。血水同源，气血不畅，最易生湿，就算是肾虚之人，补肾之时亦要辅以化湿，否则补肾不得力。湿祛则气血得以和畅不滞，补药得力，腰痛才能除。如湿邪不祛，反而越补越滞，有瘀阻的话血亦难活。

腰痛非肾虚一端，妇科炎症，湿热郁结下焦，清阳不升，常见腰痛之疾，祛除湿热毒而腰痛自解，此为临床常见之症，又何是补肾能解决得了。至于说到补肾，自有"肾气丸"之用茯苓、泽泻为明训。张介宾之左、右归丸，去化湿药谓之补力更专，然久病肾虚之人，气化多不利，除非见单纯肾虚而无湿阻之证，方可投用，否则湿邪和补药合成新邪，更不利。

吴南京分析：

《伤寒杂病论》有治疗腰重用"肾着汤"，重用利湿药以治之，观肾着之意，不外是因湿邪着于腰，攻湿则腰得利。

近年有一部分人大倡火神，所谓火神论不外是重用附子等燥烈的大热之药。临床上实有很多阳虚见症，但阳虚挟湿者更多，如果只温阳不化湿，温阳之药的热性就会和体内的湿邪相合而成湿热邪，使病情变得更复杂。当前有很多妇科炎症和男科炎症，就是因为片面的温阳造成的。

湿性黏滞缠绵，易阻滞血行，所以治疗腰痛还有必要通血和脉，使气血和畅才能把腰痛治好。

脾主运化水湿，肾着汤用白术就是厚土制水之义。前医说白术能利腰脐间血，其作用不是说白术具有活血化瘀的作用，而是指脾胃健运则湿邪祛，湿祛则气血得以通畅，从而腰脐间的血得以通利。

所以治疗腰痛，见舌苔偏厚、脉象涩浊的有湿邪的情况，治疗必要运脾化湿，即使肾虚症状明显也不能只补肾不化湿。

肾虚腰痛要补，选择的药物也少用熟地黄等黏滞之物，选择菟丝子、覆盆子等有良好的补肾作用，药性又不腻胃生湿为好。如见阴有虚，亦以用枸杞子代替熟地黄。当然，笔者地处浙江多湿之地，江南的阴雨是北方人难以想象的。比如2015年，浙江的雨比往年就要明显，还有每年的梅雨季节，时常是连绵不断地下。有人见我苍术、厚朴等常用，也是不得已而为之。如果是北方多燥之地，滋养之药自可应用。

笔记23：颤证的痰瘀之邪得化

《内经》曰："诸风掉眩，皆属于肝""骨者髓之府，不能久立，行则振掉，骨将惫矣"。阐述了本病属风象，要从肝肾论治。肝肾同源，肾不足则惫，胆肝不利之人则气化不利，行血亦不利，以致痰瘀易生，因此本病的痰瘀互结之邪标是一个重要问题。痰瘀互结经脉不通，化热上扰而颤振不已。所以治疗颤证一定要重视痰瘀。

颤证以头摇、肢体震颤不已为见症，属风象，所以多治以平肝息风。但不知有虚有实，虚为肝肾不足，肝阳内动或气血不足无以养筋，而实者为痰瘀互结，脉络不通，或痰瘀化热扰乱心神，肢体不能自主而动振不已。

标病不除则本亦难复，痰瘀不祛血脉难通，肢体为之不用，故而本病症见脉浊、苔厚者，必要化痰瘀。无痰瘀症亦细审。

吴南京分析：

《内经》说手得血能握，足得血能走。肢体振动不能自主，必有瘀滞。《伤寒杂病论》的"真武汤"证，亦讲到人的肢体振动的问题，用温阳化水，水祛则血脉得通而肢体得用。所以治疗肢体振动不已的病，必要活血化瘀。血不通畅，振颤不得治。

肝主筋，藏血，血足则筋得养，肢体得以活动自如。如肝血亏虚则筋失养会见筋脉挛急而肢体抽动，肝血亏虚无力制约相火，火扰心神，心神乱则肢体活动不能自主。痰瘀互结会化热，所化之热会加强相火上扰，所以颤证不仅考虑相火上扰，还要考虑到伏热的问题。

从虚实两方面来看颤证，虚为肝肾不足（肝血源于肾精），治疗的重点在于固肾养精；邪实则是痰瘀互结。但从临床上来看，本病未见单纯的虚，也未见单纯的实，而是虚实相兼。

切不能因为见有内风之象就用金石之药镇肝潜阳。重镇之药能让肝之相火下潜，但肝之相火被抑制下焦，脾无阳可用，又会影响脾胃的运化。脾胃运化受损，肾气必为之不足，气化亦为之不利，痰永不祛除，所以治疗颤证要慎用重镇，可重用茯苓之质重下行之性，一可化湿以治痰，二可宁心，另外茯苓的下行之性一样可以让阳气下潜。

有不少患者，舌象见淡胖、舌边齿痕明显、苔白腻的阳虚痰阻之象，同时舌面上又见红红的瘀血点，这是痰瘀互结化热的热伏血分，治疗很棘手。可用温阳运中以化痰湿，用丹参、郁金、益母草等辛凉的活血药，加地龙、僵蚕、全蝎等药为治。笔者以此法用于临床，还能应手。

笔记24：妇科病是针对育龄而言

妇科病是针对育龄而言，要生育得有正常的月经周期，在月经初潮之前从儿科论治，绝经之后，身体功能已步入老年人，治疗从老年人论治。从月经初潮到绝经期间，有关于女性胎、带、经、产及妇科特殊生理结构的疾病才称为妇科病，在这一时间段，一切治疗都要顾及月经。

女性患者，以妇科独立成科，主要原因是女性有不同于男性的胎、带、经、产的生理结构，但不论如何，病情总不外五脏的五大系统，只是对于月经周期是阴阳两气变动的表达。治疗育龄女性患者的确要顾及月经期的变化，这是针对女性患者的一个重要原则。

吴南京分析：

不了解育龄女性的生理问题，不精通妇科病的防治，不是一个合格的中医生。

阴阳两气变动的月经周期，是中医治病的基本常识。而很多中医见病治病，别的疾病还没治好，妇科方面的疾病又发生，这是常见的误区。记得有一次有位40多岁的女性患者因胃痛找我治疗，我问到对方的月经周期时，患者生气地说找我看胃病不是看妇科。我解释说："你是脾胃虚寒又挟痰湿，脾胃的消化功能下降，才会见老是嗳气。因为阳主升发，阳虚则升发无力而生内湿，残阳下陷加上内湿，是很易发生妇科炎症的，如果见胃病就治胃病，用药过温，弄不好胃病还没治好，你的月经周期紊乱，妇科炎症被我治出来，这是医生的罪过。"患者听我这么说才明白为什么我要问妇科问题。患者告知有腰酸或不时的妇科炎症，见白带多，痒。后来经过补气运脾消积为核心，参用固肾化湿和黄芩、败酱草等药，结合患者月经周期治疗，不仅胃病治好，妇科炎症也愈。

所以，对于治疗育龄期的女性患者，不论是什么病，一定要考虑到妇科方面的问题，否则很多妇科疾病会被治出来。

但妇科病也不外涉及五脏的功能系统和六淫等内容，比如脾虚食积会化热，脾主升清，脾虚无力升清，积热会下陷，亦会发生妇科炎症；食积会影响气血通畅，会影响月经的排泄。失眠之人气血多虚，气血亏虚则月经量少也是常见之事，切不可见失眠套用珍珠母、磁石、合欢花等药乱治，也不能因见月经量少就以桃仁、红花攻血，而是要结合失眠和月经量少两方面的问题，综合考虑其中的相关联系，这才是治病之道。

笔记25：女人先天不在肝

自叶桂说女人以肝为先天之后，有人就以为女性先天在肝不在肾。要知肝肾同源，肝血源于肾精，肝之相火动力源于肾中阳气。

古代中国女性，社会地位低下，没有话语权，造成肝气常易郁滞，肝气郁结则疏泄不力，易成乳房胀痛、月经不调、不孕症等诸多疾病，且肝有藏血之能，所以说肝为先天。

人之先天在于肾，人离开母体后就是靠母体所给的先天肾气来维持生命。《内经》说肾主生殖、藏精气，五脏的阴阳都是以肾阴肾阳为根本，肾中阴阳相互依存，相互制约，保持相对的动态平衡，维持机体的正常功能。如果肾气不足，会导致肾的功能失常，而发生妇科疾病，因此妇女先天在肾不在肝。

吴南京分析：

肝是肾之门户，一身阳气的萌发点。肝气一郁结，阳气就不能正常地升发，脾胃的运化功能就下降，气血也就为之不足，所以肝是气机的冲要，肝主疏泄，指的就是肝对身体气机的冲要所言。

叶桂说肝为女人的先天，是他长期从事治疗过程中见到太多女性因肝气郁滞引起很多疾病，以叶桂之能，自不可能不明白肾才是先天之本。但因为叶桂的名气过大，导致很多人盲从，治疗妇科病要么疏肝太过，要么养血太过。

疏肝药指的是风药，因肝郁则阳气失升，脾无阳可用而中焦失运，治疗上用风药的升浮之性以促进阳气上升，用理气药通脾胃，所以中医治疗肝气郁滞之法用疏肝理气，疏肝和理气是不同的。但不论是疏肝用的风药还是理气用的通气药，都有耗气伤血的不良反应，所以叶桂说柴胡会劫肝阴。

补血药，常用熟地黄、阿胶等药性滋腻之药。很多人一见女性患者，起手就是四物汤，四物汤为基础治疗妇科病之论是从《医宗金鉴》中而来，长久以来这样的风气牢不可破。要知血为阴中之阳，由气所生，由精所化，不知从气中补血，不知养精以化血，只懂得熟地黄、阿胶为补血，肝血何能补养。浙江人冬天常有吃阿胶膏的习惯，阿胶膏的制作是用阿胶加黄酒烊化后，加核桃、芝麻、大枣等物混于烊化后的阿胶中，等冷却后切片服用。很多人吃了这样的阿胶膏，不但没看到有补血作用，反而弄得胃脘痞胀不通，或白带增多，或经期紊乱。

要知肾主藏精，得有肺对清气的吸纳和脾对食物的运化，清气和食物的营养混合物补充到肾中，才能使肾气充足。乱补，脾胃败坏，食物的能量不能有效地得到吸收，谈补血只能是空话。

 # 笔记26：调养气血是治疗妇科病大要

妇女的经、孕、产、乳的生理活动均以血为本，故血易耗常处于不足的状态，但气为血帅，血为气母，血耗则气亦随之不足。且气能生血，所以调血之时，一定要同时调气，不能以"四物汤"套方治疗，要时时考虑气血相互依存、相互滋生的关系。朱震亨治疗妇科注重气血，张介宾虽从肾立论，但亦同样重视调气血。

身体健康在于五脏平衡，气血充足。五脏的平衡全靠气血的物质奠定，但气血的化生又靠五脏，可以说气血失调是五脏功能紊乱的表现。如见神疲气短无力的崩漏，从五脏来看是脾肾两虚，升清无力、封藏不足而表现为气机下陷。治疗以固肾养精、运脾促升发，这样气血自足而病愈。

吴南京分析：

调是调和之意，养是补养。

肺主气，又朝百脉。肺气足才能推动血的运行，所以说朝百脉，补气就是补肺气。笔者治疗气血亏虚又有瘀结的妇科病，多以大剂黄芪为主药大补肺气，一

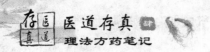

取气生血，一取气运血。

脾主营，脾胃健运，食物的营养能有效地消化吸收，血才有化源，因此说脾是后天之本。

肾主藏精，是身体的能量库，再加固肾生精之药的菟丝子、枸杞子等药促进肾的封藏能力。从肺脾肾三脏进行调和，这才是气血的补养之道。如果动辄就用四物汤谓之养血，脾胃败坏，气血更不得复。江南之湿，脾胃多虚而湿重，更用滋腻之熟地黄等药补血，实不利。我细分析师父治病用药的思路，师父补气多用生黄芪和炙黄芪合用，并且还和党参相伍为用。2016年元旦师父到浙江，看我治疗一例小儿癫痫，用化痰湿药较重，我称2015年浙江的雨多得让人难受，有一半以上的时间是在雨天渡过。师父亦说，仅知江南多湿，没想到会湿到如此程度。我时常去北京，亦很难适应北京的干燥天气，特别是冬天，房间里有暖气，用后全湿的毛巾次早全干，而我亦是燥得鼻子出血。所以北方用药和南方用药大不相同。

《医宗金鉴》成书于北京多燥之地，吴谦作为太医，自是长期在北京行医，所以他会用四物汤作为治疗妇科的总司。而江南之地再用滋药，自是湿上加湿。温病学家多在南方，养阴之药也常用，是因为时代的问题，当时没有输液疗法，温热病发高烧会伤阴，所以要养阴血，当今时代变了，急救阴津有输液疗法。加上现在水果到处可以买到，冰箱的冷物随时可吃，阳虚内湿自是常见，治疗疾病亦自不同。所以对于妇科的调养气血，亦不能再泥古人之方而不知变通。

古人教我们是方法，不是药方。

 笔记27：闭经先审虚实

闭经有虚实之分，虚为气血不足，无经可下；实则是气血不畅，月经下不来。气血不足治疗要补养气血，气血不畅治疗要攻血祛瘀。气血不足之养在于健脾补肾，不畅之治在于活血理气及化痰湿。虚实两端，治疗相反，定要细审，切勿犯虚虚实实之戒。

虚实之辨，从脉症上易辨，脉弦实有力为气血不畅，脉弱无力为气血虚。气滞血瘀不畅多见小腹胀不爽，欲下不下，而气血不足则多见腰酸乏力等气血虚弱之症。另外，如见体胖，或随着月经闭止体重不断增加，脉黏浊不顺，舌苔厚腻，大便黏等痰湿阻滞的症状，是痰湿闭阻气血不畅，治疗以化痰湿为重点。

吴南京分析：

治疗妇科病起手四物汤，见月经量少或闭经再加桃仁、红花，月经再不来，加三棱、莪术、水蛭等破血药强行通血。重用破血药通血都没血可下，医院一检查，告知是卵巢萎缩。这样的治疗已成当前治疗月经病的常态。

《景岳全书》对于闭经的论治说得很详细，有血虚和血隔之分。血虚无经可下，再强行破血通经，这是伐其无辜。常见很多女人因流产后见月经量少，于是心急求治中医，治以活血化瘀，药一吃，月经量多，患者说医生技术好，药很灵，医生也以此为显示技术高明。但药一停月经量反更少，于是加大活血药来治，治到后来成闭经。对于此种情况，患者只要多休息，好吃好睡，数月后月经自会正常，乱治反治出一身毛病。

时下养生成风，很多人以《内经》上的某句话大做文章，打着排毒、子宫保养、卵巢保养等招牌，使患者大伤气血，月经量由多变少，由少变无的闭经也常见。笔者一直从事临床治疗，很多闭经患者细问下都尝试过蒸汗、开背等养生项目。

有的女人觉得推迟绝经时间可以延缓衰老，于是乱吃补药，本来无病的身体，吃进过多的补药，使气血壅滞不通，从而发生闭经，也是常见之事。

或有患者好吃水果或冰物，痰湿内生，体重日增，月经量也随着日少，最后身体变胖月经也闭止。医治以活血通经，月经就是下不来，不知痰湿之性黏滞，易影响气血通畅，此种闭经之因是痰湿为患，不化痰湿而攻血，这是治疗方向的错误。

总之治疗闭经，一定要先审虚实，切不可一见闭经就是大队活血破瘀药猛攻，否则气血大伤更不易治。切记，切记。

笔记28：更年期综合证，调肾为根本

《内经》云："此任脉虚，太冲脉衰少，天癸竭。地道不通，故形坏而无子也。"可见女子绝经是以肾气不足、阴阳失衡为根本，阴阳失衡还会影响心、肝、脾的功能。如肾阴不足不制相火则肝阳上亢，不济心火而见心火偏亢而心烦失眠诸症并出；肾阳不足则不能促使肝之升发而见神情郁郁，火不暖土则脾失运等。

更年期综合征因其症状的多样化和复杂化，让医者难以适从。然不论病情症状如何复杂，总以肾气亏虚为根本。偏于肾阴虚则表现亢奋为主，而肾阳虚则临床以抑制为见症。临床上虽有心肝脾之不调，总离不开肾中的阴阳两气失衡。

吴南京分析：

更年期综合征，临床症状表现，有的以心烦、失眠、易怒等亢奋为主；有的以抑郁寡欢、神情默默等抑制为主；有的则表现喜怒无常，时而兴奋，时而抑郁，潮热汗出，过会又恶寒。治疗上偏于亢奋者以滋肾潜阳为根本，因肝为阳气之门户，可更加用菊花、天麻等制肝阳；表现抑郁者则治以固肾温阳为主，稍辅些许风药引之，使阳气得以升发；如表现时而亢奋、时而抑郁，以平调肾之阴阳，辅以疏肝顺气，可用大剂桑叶合于补肾之剂。这是治疗更年期综合征的大要。

本病从症状上看起来有寒有热，有虚有实，但总体来说属虚证，很多表现出来的实证也是由内虚引起。比如潮热一症，和外感病的日晡潮热不同，因外感病的潮热时间多固定，而更年期的则不固定。再比如往来寒热，更年期的往来寒热和《伤寒论》中少阳病亦不同。因为更年期综合征的发病根本在于肾虚，所以除了潮热又怕冷的症状还并见其他症状。有的医生一见更年期的往来潮热，误信"小柴胡汤"证所讲的见一症就可用。要知更年期的寒热由肾气亏虚造成，小柴胡汤虽说散邪之力不是很强，但总不是补剂，更无补肾作用。医生套用小柴胡汤治疗更年期无效，反骂中医无用。

有些更年期综合征的患者，所表现的不是潮热失眠等症状，而是见关节疼痛、腰脊不利、肩胛骨疼痛等。中医学有"五十肩"一说，所谓的五十肩，就是指人到五十岁左右处于更年期时表现出来的肩胛骨疼痛。这种疼痛是肾气大亏，精血不足不能养体造成的疼痛，和痹病的邪客机体闭阻经脉大不一样。治疗上得大补精血，辅以当归、鸡血藤等和血之品以养之，切不可一见疼痛就按痹病论治，独活、威灵仙等药一用，反更伤精血，病更不得愈。

有的女人更年期表现为性交阴道疼痛或阴道炎，其机制也是人的肾气亏虚，免疫力下降。肾气亏虚则无力升发，湿邪遏阻于下；肾气亏虚则精血衰少，阴道失养而性交会疼痛。治疗的重点还是大补肾气为根本，切不被西医学的一个"炎"字局限，动辄就用大剂苦寒清热来治。

笔记29：带下病，总因清阳不升

傅山（字青主）说带下俱是湿，然湿为阴邪，性趋于下，易阻清阳升发，所以妇科带下病总不外清阳不升为总的病机。所以治疗带下病必以脾胃为核心，脾胃健运则清阳得以升发，郁阻于下焦的湿邪得以解，从而病得愈。但清阳失升，有因肝木不疏，有因肾气不足，随症治之。

湿性黏滞缠绵，湿阻易影响气血和畅，所以带下病之治疗还得考虑气滞血瘀的问题，气血不畅则化热生毒，带下病还常见湿热毒郁结下焦，治疗得分清湿重、热重之别，湿重则通利祛湿，湿祛则阳气得通而能升发。如见脉弱无力者，是肾阳不足无力升清，通利不得太过，因残阳下陷，病情更复杂。

吴南京分析：

带下俱是湿，湿会下注阴部，不外因气机升发无力，清阳不升则湿浊不能化。所以湿是病之标，清阳不升才是病之本。前医多治以二妙、三妙丸等剂，有的则治以八正散，当前治疗多是从西医炎症的角度，治以大剂清热解毒药。

要知，湿为阴邪，无阳不化，再治以寒凉利下之药，阳气更伤，湿更不得化，病越治越重。所以治疗带下病，用寒凉药要慎，用利下药亦要慎。叶桂虽说过利尿是为了通阳，这是针对时邪，患者阳气未受损，仅是阳气被湿邪阻于下焦才用利药祛湿来通阳，"真武汤"则针对阳气已损的湿阻。

肾主一身之气化，脾主气机升降之枢，运化一身之水湿，肺为水之上源主治节。所以治疗带下病之要，总是在肾、脾、肺中调理。脉沉弱无力、肢寒、腰痛诸症多为肾虚，治以固肾为主，辅以运脾化浊；见气短纳呆、胃脘不爽是中焦不运，治以运中化湿为主，辅以补气固肾；见胸闷、不时太息、脉虚是肺气不足，治以补气为主。但总要辅以些许风药以促进气机的升发，比如紫苏叶之类，能醒脾运中，又能疏发气机。

时有见带下黄稠而恶臭、脉数心烦等热症，这是湿阻化热，热是由湿所化，治疗当化湿和清热并重，因内热已甚，清热药可加大剂量，利尿药可选择薏苡仁、泽泻等性凉之药以利湿祛热。等到热势一去，清热药用量马上减少，以免伤阳。因湿总因阳气不足才不化。

有因情绪压抑见带下量多，这是肝郁造成气机失升，治疗当以疏肝运脾，使清阳升发。

阴阳互根，阳虚日久会伤及阴，见带下日久而阴虚见症的情况临床上时有发生，比例虽不高，但总是有，对于阴虚带下病，治疗当以育阴运中为根本，切不可乱用苦寒。

笔记30：产后诸疾，调补为上

朱震亨指出，产后不得用白芍，不外于芍药寒凉，产后患者以虚为主，药过寒凉则不利于气血恢复。所以针对产后患者，总以调补为上。虽说产后体虚，但产后因生产时产道破损，失血必有留瘀，易化热生毒，所以调补同时得时时关注瘀毒，如有瘀毒必要祛瘀攻毒。所以朱震亨是言其常，知常才能达变。

产后面临生活的巨大变化，人体元气又随产子而大亏，由是治疗产后病必要大补元气为主，不论瘀毒如何严重，总要审元气之充实而攻之。但补虚有气血阴阳之不同，所以补养得有侧重，见神疲气短则以补气为主；恶寒脉沉则气阳并补；见革脉而心失所养，则气血双补并加酸收之药以固养元气。热毒重则易耗气伤津，治疗又得气阴并重。

吴南京分析：

产后患者，身体必虚，治疗必要补养为主。但生产时会有诸多因素造成病情复杂化。一是生产时，不论是剖腹产还是顺产，都要脱裤子，最易受外邪侵袭；二是产道必会损伤（剖腹产则腹部开刀更不必说），损伤必会出血，出血必会留瘀。在人的正气处于很亏虚的情况下，外邪极易和瘀阻相合，形成瘀热毒邪。现在生产一般都在医院里，产后都会用抗生素治疗，所以针对热毒可以得到较好的控制，但瘀阻时医生一般让患者服用益母草颗粒，谓之排瘀。要知产后的瘀结较严重，益母草颗粒实在难以胜任。产妇产后体虚，又要照顾婴儿，面临生活规律的巨大变化，实是雪上加霜，有很多患者原来好好的身体，生产后就留下一身疾病（俗话称为月子病），就是在产后数天内，没有很好地针对瘀毒等病邪进行祛除，也没有很好的进补以养身体造成。

产后的瘀阻内留，要通过阴道外排，这些外排的瘀血等物，医学上称为恶露。有的患者产后一两个月恶露淋漓不净，就是因为产后没有及时进行调补身体和排出瘀阻之坏血。

所以产后的疾病，虽是调补为主体，但一定要考虑到瘀热毒邪的祛除。病邪祛除得越净，对身体损伤的修复就越利。但祛邪必会伤正，本就元气大亏之体更加用猛药来散瘀排恶露，对机体的康复亦不利，所以治疗还得以扶养正气为根本，在扶补的基础上进行排除病邪才不至于损伤机体。

另外调补之时要照顾脾胃的运化问题，因为现在医院对产后之人都会进行输液治疗，谓之抗感染，大量的输液必会影响脾胃的运化。切记。

笔记31：妇科炎症，重在补气升阳

妇科炎症，顾名思义是女性的生殖器官发生炎症。炎则有火，火为热之聚，而热为火之散，所以对于标症的治疗多以活血解毒为主。但女性的生殖器官处于下焦，下焦之炎症必由阳气不升，导致湿瘀之邪固阻下焦日久而得。所以对于妇科炎症，清阳不升才是病之本，用解毒活血之法不愈病，而反复发作，是因为阳气升发没有得到解决。

妇科炎症有急性发作和慢性反复发作之分，急性发作的治疗需活血解毒辅以通利祛邪，急治标症，标症一除则补气升阳以调体固本。如果单纯攻邪，过用寒凉，阳气下陷不升，病性易发展为慢性而反复发作。但补气升阳用药不得过温过热，炎症热毒留邪会因药之温热而反复。如果是慢性炎症，则补养辅以治标。

吴南京分析：

用"清热解毒+活血化瘀"的模式治疗妇科炎症已成为时下通行的中医治疗法则。患者的症状时有缓解，但终得不到根本的治愈。其原因是医者没有考虑到发生瘀热毒的致病因素。

有炎症必有火，但有炎症也必有湿，无湿不成炎。治炎症必要治湿，湿邪不祛，炎症终难痊愈。

笔记32：妇女不孕，首分虚实

妇女受孕得以健康的生殖功能为基础，如果发生输卵管不通、炎症及卵子发育不成熟等疾病则不得受孕。从病性虚实上来说，炎症及输卵管不畅通是有形之邪存在，是病之实；卵泡发育不成熟等功能下降的疾病是为虚。所以治疗妇女不孕得先分虚实。

肾主生殖，女性的生殖功能得以充足的肾气为基础，肾气不足则卵子不成熟，肾气不足则气化不利，湿瘀内阻，由是妇科杂病丛生，虽说有形之邪的标实存在，但临床上肾虚亦多见，但治疗妇女不孕症，是得先分虚实，由此可见不孕症治疗之不易。

吴南京分析：

从西医学角度分析，引起妇女不孕的疾病有卵子发育不成熟、输卵管阻塞、子宫腺肌症、子宫肌瘤、多囊卵巢综合征、妇科炎症等，但从中医学角度上来分析，不外于无卵子可排（如卵子发育不全、多囊卵巢综合征等疾病）、有卵排不出（如输卵管阻塞等疾病）、内环境不佳（如妇科炎症、子宫腺肌症等疾病）。病情有虚有实，虚主要是肾气亏虚，实主要是痰瘀毒结，但更多的疾病是虚实夹杂。

众所周知，流产必伤肾气，药流的不良反应还较少，如果是手术刮宫的人工流产，对身体的伤害更大。因流产而肾气亏虚，如果没有得到及时的调补身体，很多人可能终生不孕。还有很多流产后的患者，因为元气亏虚无力抗外邪，加上现代人生活没有规律，或由于爱美乱吃减肥药，或受一些养生美容馆的广告诱惑进行汗蒸、开背等所谓的保健，弄得百病丛生。疾病一方面见肾气大亏，一方面见湿瘀热毒裹结在生殖器官。

治疗不孕症，不论是病情的本虚，还是标实，治疗的核心根本必是调补肾气，兼顾脾胃的运化，这是根本法则。如见输卵管不通，用莪术、穿山甲、水蛭诸药猛通猛攻，结果必是病未除而元气先损；见妇科炎症套用"活血化瘀+清热解毒"的治疗思路，一个处方里用活血猛药达上百克者，这是常见之事。这些攻邪之治，都是治标之道，本必在肾气中求。

另外，有因过服甘腻冷物（如甜食、水果、冷饮等不易消化易生痰湿的食物），造成脾肾阳虚无力化湿，于是湿阻停经，医院一检查患多囊卵巢综合征，又走向了四处求医之路。痰湿闭阻自是化痰就可，但肾为气化之根，化痰还需在补肾的基础上进行。

还有肝气郁结之不孕，治疗又当以疏肝解郁。但郁久则脾肾必虚，瘀血内结，治疗自当以扶脾固肾为本，辅以调和气血，自没有一个固定之成方。

 笔记33：溢乳症不尽是肝郁

溢乳是指非哺乳期乳汁外溢的疾病，检查可见血清中催乳素增高，有的更是脑垂体瘤造成的。中医学多以肝气郁结立论，治以疏肝解郁，但乳汁为气血所化生，乳汁自溢因气阳不足不能固摄的亦为多见。气为血之帅，气虚则固摄无权，并无力升清而使肝气郁结。因此见肝郁也应先审元气虚实，因虚而郁则以补气温阳，促进肝气升发而郁解。

现在很多人治疗溢乳，多用大剂麦芽，并把麦芽当作治疗溢乳的专用药，但常有不效。见溢乳必要检查脑垂体和血清催乳素。虽有气阳不足和肝郁之不同，但笔者从事临床治疗过程中，见阴虚有热，内热迫乳外出的情况也不少见。所以治疗溢乳，不尽是疏肝解郁，更不能把麦芽当作专药，而应重视整体。

吴南京分析：

虽说乳头属肝，乳房属胃，但不论是乳头还是乳房都是由胃经经过，把麦芽看成治疗溢乳专药，亦不外是为了运化中焦而已，所以笔者治疗乳房病素来从脾胃入手，效果理想。

肝郁则脾胃失调，疏肝解郁，总要以健运脾胃为核心。脾胃为后天之本，气化之源。见肝郁不可仅知用柴胡、香附、郁金之属谓之疏肝解郁，而不顾脾胃的运化问题，还有郁久肾虚或肾虚无力升发而郁，都不是用风药和理气药来治疗就能解决问题的。

脾胃为气血化生之源，乳汁又为气血所化，乳汁自溢多由气虚不固引起，治疗自当以大补脾肺之气。笔者恒用大剂黄芪治疗乳房病（不论是溢乳症还是小叶增生等疾病，都是以补气为主），气主升，气足后气机自能升发。另外脾的升和胃的降是身体气机升降的枢纽，脾胃健运，气机自能升能降而不滞。气血充足，血行脉中，自不化乳而外溢。麦芽是消食药，从中医学治疗八法上来说属于消法，前医大论麦芽快气消食之能，过用麦芽消导，反更损真元，气虚不固乳溢更不得治。

数年前，笔者治疗数例妇科炎症而乳汁自溢的患者，病之因是慢性炎症急性发作，内热太过，热邪迫乳汁外溢。患者的溢乳随着炎症的消除而自止。2014年，曾治疗一例形体偏胖，且有湿热郁结的糜烂性胃炎患者，亦一样随着固本胃炎的消除而溢乳自愈。

另外，对于医院检查确诊有脑垂体瘤的患者，治疗自要开窍活血于健运脾胃之中。脑为髓海，由肾所主，见脑垂体瘤不能活血太过。顾本方面除了健运脾胃还要养肾固精，肾精不足而过用活血，反更伤精气，病更难愈。西药的抑制催乳素分泌的方式治疗，短期内有一定的效果，但时日一久，药的不良反应更使人的元气亏损，病更不得愈。

所以治疗溢乳一病，不尽是肝郁，而是要综合考虑身体的整体情况。

 # 笔记34：乳房小叶增生的治疗

乳房小叶增生多由肝气郁结引起，治疗多以疏肝理气、活血散结为治，但一定要考虑肝血和肾精，活血散结药不得太过，以免更耗精血。

乳房小叶增生和妇女月经期的阴阳两气变动关系密切，所以治疗时一定要考虑阴阳两气的变动问题，切忌一方治到底。

乳房病，因足阳明胃经循乳而过，所以胃的病变亦会直接影响乳房。气郁则脾胃失运，所以治郁必调脾胃，治疗乳腺病也一样必调脾胃。脾胃调运，气机升降顺畅，乳病自愈。强行活血通气，只会更伤元气，因此香附、柴胡等药不是治疗乳房病的专药，桃仁、红花等活血化瘀药亦当慎用。

吴南京分析：

当前治疗乳房小叶增生，以"风药+理气药+活血散结药"的治疗模式已成习惯，但这样的模式必是大耗气血。

脾主营，是气血化生之源，不去健运脾胃促进后天之本，仅以通气活血治病之标，只会越治越严重。所以治疗乳房病，必定要健运脾胃。

从临床上看，很多乳房疾病和月经周期有密切关系，月经将来之时乳房疼痛会明显加重。这种情况从西医学角度上来讲是内分泌引起的激素水平变化，但从中医学角度上来讲是因为阴阳两气的变化引起。月经将至，是阳气极旺之时。乳房有肿块，这是局部的气血不通引起，阳气旺则血动，血要行而有肿块又不通，于是疼痛就加重。此时以运脾固精为基础，加温阳散结来治，等到月经要来时，再加大通血药，促使体内瘀阻外排。有很多医生见月经期间不敢用药，特别是活血药，不知女人行经是一个除旧过程，旧血排得越净，生新血就反而越利。所以治疗女人乳房小叶增生，在月经期间反而要加大活血药。平时治疗用些许当归、益母草等药性较平稳的药，月经将至时，再加红花以促进旧血排泄。驱邪外出，比内消要来得快。但驱邪外出易伤正，这是不敢用药的原因，只要在驱邪外出的排经时加大补气固精药，完全没问题，笔者应用于临床多年，效果远比平时的消法好。

很多有乳房小叶增生者还有子宫肌瘤的病情，亦是气血瘀滞造成的。在行经期间排旧血，对子宫肌瘤的治疗也是很大的帮助。很多患者原来在月经前乳房疼痛得不能碰，数月治疗下来，乳房不痛，B超检查子宫肌瘤也随之而消失。但在行经之时排旧不能整个行经期间都服药，一般服药三天，从第四天时就把治疗改为固肾养精、健脾和胃为根本，活血药仅用当归、益母草等和纯之药，且量不能多，过用以免伤正太过。

笔记35：子宫肌瘤活血攻坚不得太过

子宫肌瘤是常见的妇科多发病，因病症局部的气血瘀阻，治疗必要活血化瘀，但活血化瘀太过反伤精血。精血不足，胞宫失养，反常见肌瘤未消而气血先耗。子宫内膜变厚，月事后期形成量少诸症，特别是未育女性，治疗子宫肌瘤更要时时顾护精血，否则会因误治而成不孕症。另外，对于肌瘤体积较大者，建议直接手术，手术后再调养为宜。

活血化瘀是子宫肌瘤的主要治法之一，但子宫处于下焦，肌瘤之生多见气血不足，阳气升发不力所致，只治以活血攻坚，是治标之道。还要考虑瘀毒问题，局部的气滞血瘀易化热生毒，所以治疗子宫肌瘤得酌加清热解毒散结之药，可以提高治疗效果。即使是舌淡脉沉的阳虚患者，也一样要重视瘀毒问题。

吴南京分析：

子宫肌瘤的发生机制是清阳失升，阳气陷于下焦，使下焦气血不畅，日久才形成肌瘤。所以治疗子宫肌瘤的根本在于补气升阳，阳气升发，才是解决子宫瘀阻的根本治法。但子宫局部的瘀结亦必化，所以活血化瘀是必用之治法，但不能太过。因为血为阴物不能自运，得有气阳以推动，同样用量的活血药，如果配合补气温阳药，就能显著提高活血散结的效果，且不伤正气。

子宫的生理功能正常，在于足够的气血来涵养，气血不足则子宫失养。所以子宫肌瘤不仅有瘀阻的成分存在，还有气血不足的成分存在。肾主生殖，又主藏精，血为精所化，所以治疗子宫肌瘤要考虑肾精的虚损。很多患者检查有子宫肌瘤的同时，还并见腰酸、膝软、脉沉弱、舌淡暗等肾气亏虚之证，治疗自当要补肾固精。有人从实验室的药理研究结果发现，很多补肾药含有雌激素而不敢

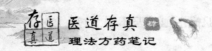

用，这是一个很大的误区。如果用中药治病仅以实验室的数据为依据，那么治疗癌症用藤梨根、白花蛇舌草之类的药就可以治愈了，事实并非如此。要知过度的活血散结大耗肾精，胞宫无血可养，同时也无血可行，肌瘤如何能消。常见很多患者过用活血化瘀药治疗，肌瘤没有消掉，而B超检查反见子宫内膜变薄，月经数月不行，医生见此还加大活血散结药猛攻，直至闭经、卵巢萎缩才罢休。治到此时，一个三十几岁的人，已见潮热、心烦、盗汗等更年期综合征出现，再四处求医。

瘀阻日久必会化热生毒，子宫肌瘤多见热毒郁结，有必要参用散结解毒药，即使阳虚也可用。《伤寒杂病论》中就有附子和败酱草的合用，这是先贤的明训，阳虚用清热散结药并无不可。

脾主肌肉，子宫为肉，肌瘤自是肉之瘤。脾主升清，健运脾胃可使清阳上升以解下焦子宫之瘤结困阻，且脾主营，脾胃健运营血充足才能不断补充肾精，子宫才有血可养，有血可行。

笔记36：产后忧郁症补虚为本

产后患者必虚，一切产后病都得以补虚为根本。产后气血亏虚，心失所养，故见心神紊乱的神志病。产后患者肾气不足，阳气上浮扰心亦见神志病。所以治疗产后忧郁症以补虚固精、纳阳入肾为根本大法。但病标一样要重视，见浮热则清心降潜；有热毒则化瘀解毒；因虚无力运血而血脉闭阻者，活血通脉为必用之法。

脾胃为气血之源，气机升降之枢，情志抑郁，阳气上升要通过脾的升清；上浮之热火降潜得通过胃的通降。调运中焦之枢，气机升降道路通畅是愈病之要。另外，产后气血亏虚不足，气化不利从而痰湿内生，痰湿随浮热上扰心神的病机亦是常见，治痰之本在于脾胃运化和肾的气化，因此治疗产后忧郁症，一定要重视脾胃。

吴南京分析：

忧郁症属神志病。心主神志，为五脏之大主，所以产后忧郁症一定要使心神宁定。但心的宁定得有气血涵养，产后之人气血大亏是心失养的根本，所以治疗产后忧郁症必定以大补气血为核心根本。

肾主生殖，女人的胎带经产主要由肾气所主，但肾是藏精之所，而脾胃才是生气血之源，肾精得有脾胃之后天不断补充才行，所以补养气血，必定是脾肾并补。但上浮之阳扰心神，必要潜降才能入于肾。所以产后忧郁症的治疗大法是清养上焦、运化中焦、固补下焦，要三焦同调，才能纳气入肾。

但标邪的痰阻、瘀热之邪必要祛除，仅以调补反易使补药和痰瘀之邪相合，反不利病愈。

心神受扰，多是痰瘀扰心，气行则痰水得行，所以通气药得用性猛的开窍药，比如石菖蒲等开心窍，重用茯苓以宁心化痰湿，更加苍术、厚朴、半夏、天南星等药以运中化痰。另外因瘀热互结，可用丹参、郁金等性凉的通血脉之药以治之，一可通血，二可清心，使上扰之浮热得清。

对于上浮之热的潜降，除非见明显的躁动不安，要尽量少用金石重镇类的药。金石重镇药虽说能镇潜阳气下沉于肾，但同时把整个阳气都向下镇，脾无阳可运，中焦反损，有人潜阳用金石重镇，使病情反复不愈，就是因为金石损脾生痰。对于这类疾病的降潜阳气，笔者多用茯苓、泽泻、牛膝、地龙等药为用，药性向下行，又有祛湿之能，湿祛又能通阳于周身，使人的精神振奋，心神得养。

笔者当年创建金华文荣医院中医科之初，以中医妇科为突破口，治疗妇科病较多，本类患者也接手较多，上述是笔者的临床实际心得，不敢妄言。

笔记37：性早熟在于肾虚肝郁

性早熟是第二性征提前发育。人的生长发育由肾气支配，提早发育不外于相火过亢，把肾中元气提前支配，促使发育提早。肝中内寄相火，肝气郁结，相火过亢，造成肾虚肝郁是性早熟的原因所在。所以治疗性早熟在于补肾清肝解郁，使相火潜藏于肾中，发挥正常的生理功能，这才是治本之道。

现在的小孩子压力大，家长望子成龙，一切希望都寄托在孩子身上，除了学习学校的功课外，还要学习各种技能。思则郁，郁则化火，扰动肾中元阳，相火过亢，从而造成性早熟。治疗不仅是医生的问题，家长对孩子的教育，以及学校的教育一样得配合，孩子身心才能真正地恢复健康。

吴南京分析：

有人说现在的孩子吃的东西看起来比以前的好，可是却不营养，因为食物都是化肥种出来，激素、抗生素喂养出来的。但笔者觉得影响孩子健康的一个很大因素是父母的身体体质问题。现在社会大吃大喝、熬夜等不良生活习惯，使人的元气大亏，加上运动量少，气血多郁滞，这样的体质妊娠后，孩子的体质可想而知。孩子的体质很大程度决定于父母的精子和卵子的质量好坏。

另外，还有一个很严重的社会问题，就是家长对孩子所寄予的希望过高，把自己想拥有的都强加于孩子身上，家长觉得画画好就送孩子去学画画，家长觉得要学点武术就送孩子去培训武术。孩子在学校的功课本来就很繁重，家长还拼命送孩子到各个培训班学习，使孩子永远处于一个压力很大的生活环境中，因此失去了本该属于他们的愉快的童年。

郁则脾失健运，对食物的营养物质吸收功能下降，于是孩子的身体素质就下降，肾气也就由此而虚弱；郁会化火，相火过亢强行扰动肾中元气透支使用，于是就出现了性早熟。

真希望家长对孩子的期望值能有所下降，期望值太高，不仅孩子累，家长也累，常常弄得孩子郁郁寡欢，而家长自己也是一身病。最后，可能孩子没有达到家长的期望值，一家人围着一个孩子在转，到头来一场空。所以说孩子的性早熟问题是一个社会问题。医生治疗性早熟可用清肝解郁、潜阳固肾来治疗，从医理上会有一定效果，但是一边医生在治，一边是家长拼命压着孩子，这样的治疗效果自然不会好。

治病取效的因素很多，不仅是医生，还有患者及家属的相互配合，患者的生活环境会直接影响治疗效果，有时即使医生用很正确的方式治疗，也不见得会有很好的效果，就是因为医患之间没有互动，患者的日常护理不到位。

 ## 笔记38：男性不育症，要考虑肝郁和湿热

因为中国封建社会重男轻女的思想和观念，加上古代帝王好服金石类的丹药，由是造成一提到男性不育症就想到阳虚。也有些医家治疗男性病重视温阳，所以治疗男性不育症时温阳偏过，不知男人长期在外干活，饮食失节，肝气郁滞的问题更严重，所以治疗男性不育症定要重视肝郁和湿热。

肝郁则脾失健运，饮食失节则伤脾胃。脾胃一伤则运湿失权而生痰湿，痰湿之治总体以温化。但痰湿闭阻日久多有化热之变，湿邪黏滞性趋下行，结于下焦，又阻碍肝阳升发，形成肝气不疏，由此气机不畅，元气难复，精虫无力或死精、少精诸症蜂起。如再治以温阳，药热和湿瘀之邪合则成湿热，由是病性缠绵不愈。

吴南京分析：

男性是社会活动的主体之一。在社会活动过程中，一是情绪的问题，二是饮食的问题，对男性的健康影响很大。

社会活动中不可能事事顺心，稍有不顺则肝气郁结；场面上大吃大喝，饮食失节则脾胃内伤生痰生湿。湿痰和郁结之气形成恶性循环，闭结下焦，影响精子的化生和输精管的通畅等问题，于是造成不育症。治疗上得以疏肝理气、运脾化湿，辅以清利湿热瘀滞，这才是治本之道。

很多男人好服补酒（浙江一带的补酒，是用人参、鹿茸、枸杞子、海马、鹿鞭等药混合泡于高度白酒中，不时服用。服用不节制易生他病，觉得平时工作累了稍服即可），要知酒本是性大热之物，补药多滋，这种补酒，其实是湿热之

性很重的毒酒。江南本就多湿之地，加上服用湿热之性的补酒，使人的体内更生湿热。

浙江一带的人，不知有多少女性乱吃阿胶膏吃出病来，也不知有多少男性乱吃补酒吃出病来。但时常一边到处求医治病，一边拼命吃一些对身体并不利的补药。可悲。

要知精为气血所化生，气血源于五脏平衡。肝气郁结和湿热内阻，五脏气血必不和畅，五脏气血也不平衡，肾中之精又从何而来呢？所以治疗男性不育症和治疗女性是一样的，不是因为是男人就一定要壮阳，而是一样的要调和五脏平衡，这才是根本。

笔记39：补气升阳治疗慢性前列腺炎

前列腺是处于下焦腹腔中的一个腺体，其慢性炎症不外局部的湿瘀化毒。但形成湿瘀互结下焦，主要原因在于清阳不升。如单纯治以清热解毒、活血散结，反更伤阳气，阳气更不得升发，病更不得愈。治疗得运脾化湿，酌加风药，升提为主，由此气机得升，下焦湿瘀之结自解。

慢性前列腺炎，虽说有阳气不升的存在，但久病及肾，肾气亏虚则无力升发，是阳气下陷的根本，所以对于慢性炎症要升提清阳，风药不得太过，以免扰动下元根本。另外，有必要再加固肾养精之药以促使阳气升发，因阳气升发的原动力在于肾，制约肝的疏泄和脾的升清，由是要三脏并调。

吴南京分析：

"清利湿热+活血解毒"是目前治疗前列腺炎最普遍的误区。

清阳下陷，才造成湿热瘀毒结于下焦，这才是慢性前列腺炎的发病原理。先有清阳下陷，后才有湿热瘀结，这是一个有因果关系的发病演变过程。

阳气升发的原动力在于肾气，肾气足则肝能疏泄，脾能运化，于是清阳得清，湿浊得泄。笔者治疗很多年龄在三十岁以下的慢性前列腺患者，都有性生活不节制的生活习惯（还有一些患者是熬夜久坐者，熬夜则过烦劳，烦劳则阳气过张，于是耗伤精气），可见肾气亏虚是根本。

治疗虚证，不能见虚补虚，而要先祛邪，病邪不祛补药不得力。前列腺炎必有湿瘀，湿瘀不祛则补肾不现实。但清利湿热而不补肾，肾气更伤。很多慢性前列腺炎患者去看医生，用清利湿热来治，服药后小腹稍舒服点，但过不久越加严重，就是误治更伤肾气造成。

笔者治疗慢性前列腺炎，都是以固肾养精、运脾化湿为根本，再酌伍些风药以促清阳的升发，在此基础上再用活血解毒来治。如见湿阻明显，则伍以一两味利湿药，等湿祛大半后，再减少或不用利湿药，使气机升降有序，从而湿邪得以从根本上祛除。

治疗本病的补药不能过温，如阳虚很明显亦可用附子、巴戟天等药，但必要配合益母草、泽泻等以制药热，否则药之热性极易和体内的湿热之邪相合，病更不得愈。

阴阳互根为用，补肾要考虑阴阳两方面，但熟地黄、枸杞子等药要小心应用，因为药性过于滋腻，亦生痰湿而不利病情。

 # 笔记40：手足口病，化湿为大法

手足口病是以手、足肌肤及口咽部发生疱疹为特征的一种传染病。从发病的口痛、纳呆、恶心、呕吐、泻泄等症状，可知病位在于脾。脾开窍于口，主四肢，脾失健运则湿邪内阻，加上感受疫邪，和疫毒相合郁结化热毒，由是生病。治疗在于化湿为本，清热解毒为标，使湿和热毒之邪分消病才能愈。

湿邪和疫毒合邪，治疗得分消，因湿性黏滞缠绵，而疫毒之邪是依附于湿邪之中，湿祛则疫毒得化，湿不祛，则疫毒难化。发病虽见发热、咳嗽等肺卫之症，但总体病机还是湿邪为主，所以治疗手足口病在于化湿运脾为核心大法，见热毒口臭加金银花、黄芩等清透，务使湿疫分消。如不化湿，分消不利，势必难效。

吴南京分析：

治湿之要在于通利三焦，宣上、运中、渗下，三焦通利湿才能祛除。但单纯从治内湿来说，重点在于运中和渗下，宣上之药少用，稍宣利下肺气而已。可是手足口病是身体内在的湿邪和外在的疫毒相合，治疗上轻宣外透很重要。

受外寒有湿者宣上焦，可用麻黄等辛温之类的药为宜；疫毒是热毒之邪，宣透应选用凉性之药，如金银花、连翘等为好，如果见小儿舌尖偏红，热势偏重，可加用黄芩折火。黄芩之折火和黄连、黄柏等药不同，黄芩质疏轻而能疏散火邪，苦寒又能折火，所以治疗手足口病以选择黄芩为好。务使疫毒之邪能外透散，才能和内在的湿邪分消。

湿性黏滞缠绵，最易敛邪，如果湿不祛，单纯治疫毒，病情会反复难愈。见湿势不是很重，治疗的重点在于运脾燥湿，辅以渗利驱邪外出；如见湿势重，必要加大利湿之药，使湿快速排出而挫病势。

治疗上可仿"三仁汤"的思路加减组方。笔者用生薏苡仁、茯苓、滑石、苍术、厚朴、半夏、神曲、金银花、黄芩、连翘、杏仁诸药为基础方，效果尚可。

但当前治疗疫毒之病，多先选西医治疗，西医不效或效果不明显才会让中医参与。经过西医输液治疗过的患者，体内的湿邪更重，治疗上又有所不同。笔者在治疗过程中，见输液后的患者胃口极差、不时嗳气、胃痞胀明显，有的更是明显的中焦受损。治疗上应酌加干姜以温中运阳，因水为阴邪，无阳不运，中阳受损势必难运水湿。

随着湿邪祛除，疫毒之症亦减退，此时不能进补，只能减少寒凉之药的用量，药量轻些。如有的家长见孩子病情有所好转，迫不及待地弄些滋补的食物或药物（一些如党参、黄芪等药性和纯之药，在很多超市、农贸市场都可以随便买来炖鸡汤、骨头汤等，老百姓觉得平时就可以这么补），孩子吃补剂后，病情很易反复。

笔记41：婴幼儿，重视药浴治疗

　　婴幼儿因肌肤娇嫩，药物易于吸收，所以治疗婴幼儿疾病得重视药浴外治，常可收到意想不到的效果。比如风寒外感，可用艾叶、紫苏叶等温经散寒的药泡浴，使腠理开泄，寒邪从外而散。药浴治疗还能避免婴儿喂药难的特点，值得推广。常见有输液半个月不愈的疾病，一浴而解。

　　人体是一个半通透的机体，体内汗液能外出，外用药物进行药浴也一样能通过肌肤吸收，还可通过水温的物理刺激。药浴用于儿科临床多种疾病确有验、廉、便等优点。我女儿小时常以药浴调治，效果理想。外用药浴的配方用药和内治相同，但因为考虑到药物的吸收问题，所用药的性味得强些，以促进吸收。

吴南京分析：

　　药浴，通俗来将就是"中药泡澡"。

　　清代吴师机集中医外治之大成，他说外治之理和内治之理同，外治之药就是内治之药。虽说是治疗原理相同，所用之药也都是同类药，但最好还是选择药性味偏性较大者为好。比如风寒外感，用艾叶、紫苏叶之类，气味较重，可以提高药物的通透力。但对于药浴来说，不仅是外用药之作用，还有水温的物理刺激作用。

　　婴幼儿的常见病，一是肺系统，一是脾系统。因小儿五脏全但元气未充实，虽说是纯阳之体，但阳气很弱，所以小儿之病，多见于阳虚为多。比如受寒腹泻、外寒感冒等，是小儿最常见的疾病。受寒腹泻，医院用纠正肠道菌群的药或收敛止泻药，喂半天也喂不进去，效果也常不理想。如见婴儿受寒腹泻或感冒，用艾叶、紫苏叶各50g，煮水，水开后再煮5～10分钟，适水温合适时，给婴儿泡澡，常常一泡而病愈。

对于外感冒，只要是见背部干燥无汗，流清涕，尿清，大多都是受寒，如果去医院用抗生素输液治疗，越治越重，很多小儿患慢性支气管炎或哮喘等疾病，都是因为风寒外感用抗生素输液误治伤了气阳而成。如用温经散寒的中药泡澡，一汗而解，外感散后，再服三五天调中补气的中成药。方便又省钱，对小儿的体质也不会造成伤害。

如果是风热外感，可用桑叶、菊花等辛凉之药煮汤而浴，如见有咽喉疼痛的情况，药浴还可配合板蓝根颗粒烊化外敷咽喉局部。效果亦很理想。

婴儿本无什么大病（现在国家的预防疫苗起到很大的作用），但因为一次一次的输液误治，小小的外感最易成大病。

笔记42：哺乳期幼儿，母亲调治有必要

胎儿在母体内，气血受于母体，出生后哺乳期母亲的饮食等保健问题，直接影响婴幼儿的健康。比如母亲吃了辛辣上火的食物，则见婴儿大便干结等火证；吃寒凉则见婴儿大便溏稀等寒证。所以母亲在哺乳期喂奶时，一定要注意饮食等方面的保健，以免婴幼儿生病。

乳汁由血气化生，母亲的身体不好，气血也由之而变。婴儿五脏虽全，但元气不充不耐寒热，因此母亲的身体稍有不对直接影响到婴儿。

喂乳母亲饮食要做到和平，寒热别太过。如见婴儿生病，在治疗过程中也可通过母亲的乳汁起到很好的辅助作用。

吴南京分析：

乳汁由气血所化生，母亲的身体变化直接影响到乳汁的变化。有些疾病如果直接治疗婴儿困难，可以通过母亲的乳汁而达到治疗效果。

记得五六年前治疗一例新生儿黄疸，金华某大医院难以治疗请我去会诊。我到医院问知婴儿由母亲哺乳，于是我开药方让母亲服中药，不数日，婴儿病愈，

母亲因生育的创伤亦愈合出院。

健康在于平时的保养，人处于五脏平衡、元气充足的时候，能抵抗外邪而减少疾病的发生。生病再找医生治疗已是下下之策。婴幼儿元气未充，生活环境稍有变化都会影响其身体的生理变化，如果婴儿体质较弱还可能会直接生病。常听人说，妈妈抱着婴儿去喝喜酒，一回来就生病。主要就是因为酒席上菜味众多，寒凉不一且油腻，加上当时的环境较特殊，婴儿很难适应，于是五脏失衡而生病。

可见育儿之不易，也可见母亲身体的变化通过乳汁直接影响婴幼儿的健康。有时见婴幼儿稍受风寒，让母亲服用红糖姜汤，婴幼儿的风寒就愈；有时见婴幼儿内热，眼角浓黄眼屎，有口臭味，夜啼不眠，母亲吃两个梨子，婴幼儿就退火而眠安。如此之例实是多见。

但通过母亲的乳汁给婴幼儿治病，仅是针对一些症状轻微的小病，果真婴幼儿患病严重，还得直接治疗。但在治疗过程中哺乳期的母亲一样在饮食起居等方面要注意调节，以免影响乳汁的性能而使治疗达不到理想的效果。记得有一婴儿患咽炎到文荣医院治疗，数日病情反复不愈，后来转到中医科叫我治，我嘱母亲饮食要清淡，食物之性要偏凉，并告知其中原理。其母突然想起，前天因饿了，吃了些麻花，后来婴儿的病情又反复。这些都是乳汁之性发生变化影响了治疗效果。

笔记43：不同结石症，治疗有区别

结石病，有肾结石、胆结石、胃结石等，同样是结石，因为产生的地方不同，病因病机也不尽相同，治疗也异。胆结石要考虑胆为肝疏泄之能，治疗胆结石重在柔肝利胆化石；肾主水，为阴阳之根，治疗肾结石得升降气机，调和肾中阴阳两气为主。另外的结石也一样要考虑脏器之能，顺其性而治之。

结石为有形之邪，会影响所在脏器的功能，恢复脏器功能是一切治疗的根本，治疗结石也一样，不能以金钱草、海金沙、鸡内金等所谓的化石专药统治之。更有甚者，过用利药而伤元气，这都是治疗结石的大忌。对于细沙样的结石，治疗可通利排石，但对大块结石，还得以化石、溶石为主，不到万不得已尽量不用手术治疗。

吴南京分析：

结石生于身体的部位不同，治疗有别。胆结石的治疗在于柔肝养血为本，肝血足胆汁才足，攻结石才不伤肝血。肾结石有因水源污染（如地下水过饮），治疗就不再是排石了事，而得从水之源头抓起，可在水箱中用木炭净水，就不易生结石。但治疗肾结石，一定要考虑气机的升降，不得过用通利，过用通利肾阳更伤，阳气更不上升，结石动不起来，也就无从排石。胃结石的治疗在于攻坚通腑，六腑以主通降，所以，长在胃里的毛病，主要在于通腑。

笔记44：疮疡病，清热解毒不得太过

疔、痈、疽、疮等疮疡病，初起多见局部的红热肿痛等火热症，治疗多以清热解毒为主，但火为热之聚，过用清热解毒的寒凉药，反而使局部的气血失畅，疮疡之热毒得一时之安，易反复发作。所以治疗疮疡病不得过用寒凉，即使火势严重，等火势稍退就应减少清凉药，更加活血。

一些慢性炎症的反复发作，就是急性期过用寒凉药使气血不畅，病之热标得以抑制，而病的瘀阻之根未消除。西药抗生素治疗疮疡病，病情反复发作的慢性病就是这个道理。所以治疗疮疡，初起就得在清热解毒的基础上，加用丹参、益母草等辛凉之性的活血药，促使局部的瘀阻消散。

吴南京分析：

火和热同，但程度不一样，治疗也不太一样。火散则为热，热聚则为火。聚散以分火和热。

疮疡病初起见火重，这是局部的热毒瘀结为患，一定要使之疏散才能从根本上得到痊愈。如见有热就知用清热解毒药，反使血行失畅，冰伏火邪，所以治疗疮疡病，在清热解毒的基础上，一定要配合理气活血，使火毒疏散（抗生素治疗，只能祛火毒但不能散瘀结）。

如果初期火毒瘀结明显过用寒凉，火热虽得一时之抑制，但瘀结更重，于是会反复转成慢性病。对于慢性的疮疡病就很复杂，但最多见的还是湿瘀互结，血中有伏热，又见气阳两虚。寒则伤气伤阳，气阳一伤，气化受损，于是痰湿内生。痰湿和瘀结的热毒互结成邪，久久不得疏散，于是病情就反复发作。

对于阳虚又有热毒的情况，《伤寒杂病论》有用附子、败酱草、薏苡仁的组方模式，集温阳、清解、化湿为一体，但方中如果再加益母草之通血一类的药，效果会更好。

瘀阻问题，不论是新旧疮疡都一样的存在，所以治疗疮疡病，一定要活血化瘀。如果火毒炽盛严重，得用生大黄等攻毒逐瘀之药，使瘀热之毒速祛。热毒之邪一祛，则要参用补剂以恢复身体。但用补药得注意用量问题，一开始不能用太大的量，而是把清热解毒药的用量减少，酌加补药，等热毒渐去再渐加补药而渐减寒凉之药。

疮疡之邪虽说是热毒之邪，但易和他邪相合，比如患疮疡又加外感，治疗必要加用风药以疏散，切不可让外邪和疮疡之药相合；另外江南多湿，疮疡多见湿阻，治疗亦一样要注意，一见有舌苔白厚腻、脉浊、便黏等湿阻之象，就得果断加用化湿药，否则病势会缠绵难愈。

 ## 笔记45：瘿病治疗，重在化痰散结

瘿病是甲状腺病的总称，是指发于甲状腺部见漫肿、结块或灼痛的疾病。本病的引发之因多为饮食失节和情志失调，但病的局部是以痰阻气血失和为主。所以治疗必以化痰散结为大法，从身体功能的抑制和亢奋来区别热性和凉性，但有痰结瘀阻必有伏热闭结，所以化痰药多以凉性药为主。

瘿病俗称大脖子病，肝气郁结是引发本病的核心病因，但长期的抑郁使机体也产生了有形之病邪，攻痰散结就成了解决的主要方式。如见亢奋的热性病，治疗重于养阴并重用化痰散结药，如表现为抑制型的寒性病，治疗在于潜阳散结，散结之用药多选用贝母、海藻等凉性药为主，辅以理气活血。

吴南京分析：

本病以前一直认为是由于缺碘引起的，但食盐里加了碘还是一样有本病的发生。近年来又说本病不能用含碘的药物来治。中医学上，前人有用海藻、昆布等清化热痰又兼有软坚散结作用的药来治，但总体效果也不理想。后来有人从清肝火的角度，重用夏枯草等药来治，效果明显见好。可见本病的发生，多以肝郁化火为患。

我二姐因生活不顺，也见瘿瘤发生，还并见形体胖、舌淡胖、苔滑腻等痰湿内阻的病症。我治以麦芽、苍术、厚朴、威灵仙、浙贝母、半夏、茯苓、附子、菟丝子、益母草、郁金、石菖蒲等药，温肾运脾，不到两个月的治疗，体重下降了近二十斤，瘿瘤也大见好转。

像我二姐这样以温虚湿阻的瘿病，比见郁火重者要多。可见本病的治疗根本在于化痰散结为主。但痰之生在于肾的气化和脾的运化失司，治疗还是在运脾固肾为本，这才是真正的绝痰之源。

因为本病是以痰阻为患，虽见有瘀，但化瘀并不是重点，重点还是在于攻痰。夏枯草等单一味药的治疗效果曾有论文报道，但不能把论文所写的内容作为用药依据，用夏枯草治疗瘿病是为了清肝火，并不是说夏枯草就是专利药。

瘿病因为发病不多，笔者到目前为止仅治疗十余例，从样本上来说不是很多，但总的病机都是痰瘀互结和伏热。这些患者的生活都不太如意，都有肝气郁滞的发病之因。所以治疗瘿病切不可只注重于药物，还有必要进行心理疏导。

另外，中药的化痰散结之治，也仅针对病情不是很严重的情况，如果见瘿瘤很大，必须手术治疗，但手术后一定要进行中药的调治跟进，否则手术带来的大损气血，元气不复，更不得愈。

 # 笔记46：情志和瘤岩的发生关系密切

瘤岩之病，是指身体见有硬块或组织发生细胞变异增生的一类疾病。引起瘤岩的一个重要原因是情志失调，情志之变直接影响五脏的变动，怒则气浮而伤肝，悲则气耗而伤肺，恐则气泄而伤肾。有人说很多癌症患者是被吓死的，这是有一定道理的。所以治疗瘤岩之病，一定要重视调节情志。

引起瘤岩的病因很多，情志是大敌。治疗癌症之所以要瞒着患者，就是为了让患者保持相对稳定的情绪，使五脏相对的平衡，而有利于治疗。

当然，人是一个有机整体，不仅治疗瘤岩要重视情志问题，治疗其他疾病也一样要重视情志因素，务必要使患者的情志处于相对稳定的状态之中。

吴南京分析：

中医的瘤岩，指的是西医学中的肿瘤，瘤多指的是良性肿瘤，而岩指的是恶性肿瘤。

瘤者，留也，意指气血留结不去之意。从肿瘤发生的部位来看，心脏是不会发生肿瘤的，因为心脏每时每刻都在动，血不会滞。可以知道肿瘤之病，不是一日而成，而是气血郁滞日久所化生。

气血瘀滞，必会化热生毒；旧血不祛新血不生，内生之热毒必会耗损气血，所以肿瘤之难治，一方面在于元气的虚损，另一方面在于气血郁滞难化。攻郁滞之气血则更损元气，补元气又会助长瘤岩，进退两难。但治疗总体来说还是以补为主，肿瘤患者的元气皆虚。主要的治疗要视肿瘤所处的部位，治疗以顺其性而治，比如肺癌的治疗，要考虑肺为贮痰之器，因此就要考虑化痰和排痰的祛邪问题，肺又主气，单纯化痰排痰必损肺气，故而必要补气。肺和大肠互为表里关系，治疗肺癌还得时时关注大便的通畅问题。这不是白花蛇舌草、藤梨根之类所

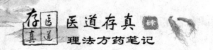

谓的抗癌药所能解决的问题。

五脏的平衡，一在于气血的充足，二在于气血的通畅不滞，只要气血一不足则五脏失养，气血一滞则五脏失衡。气血郁滞之热和相火常会合邪，常使患者易怒；但元气虚损升发不力又见易悲易恐等症状，所以肿瘤患者常见情绪不稳定（笔者近年治疗肿瘤患者较多，细问家属，都会告知患者近年来情绪变动较大，人是一个形神一体的有机整体，形体上的疾病会使人的情绪发生变化，但情绪上的变化也会直接影响疾病的变化）。所以治疗肿瘤患者，不论是良性还是恶性，都得尽量使患者的生活环境相对平静，这样五脏平衡才能化生气血来养五脏。如果患者常处于让人情志不安的环境，对疾病的治疗非常的不利。

笔记47：治疗皮肤病要重视瘀热

皮肤病多种多样，但患病的部位总在皮肤，并且一切皮肤病都有瘀热的问题。有些热性皮肤病，用祛风、止痒、凉血为治，病情反复，就是因为瘀热未除之故，就算是疱疹类的皮肤病，总体病机以湿邪为患，但也一样要重视瘀热的存在。脱屑类的血燥，一样要重视瘀热存在，因瘀热燥血，瘀血不除，单用润燥养阴难效。

皮肤病总不外湿、热、瘀、毒、风等病邪郁滞皮肤不祛。从病因上区别有因风、有因湿等不同，但瘀热问题则是一切皮肤病共同存在的问题。

人有生命必有阳气之原动力，病邪郁滞皮肤不祛，必有伏热。所以不论是见热性的皮肤病，还是寒性的皮肤病，都得考虑瘀热。

吴南京分析：

瘀热是一切皮肤病共同存在的一个病机，即使见脉沉弱无力、舌淡、肢冷等阳虚见症，也一样存在瘀热。治疗皮肤病不化瘀除热，很难痊愈，所以非常有必要伍用辛凉散血之药以散瘀热。

另外，皮肤病因为病变部位发生在皮肤，治疗上得伍用发散的风药，使药力直达皮肤以提高效果。但风药不能重用，以免耗气伤血。常见很多治疗慢性荨麻疹的中药处方，方中风药用十几味，有的一个药方中的风药总用量达到一百多克。这就是发散太过，耗伤了气血，气血一耗伤则无力抗邪，特别是外邪。外邪袭人，先犯皮毛，皮肤首当其冲，于是皮肤病反复不愈。笔者从治疗慢性荨麻疹经验来看，患者多见舌苔厚腻的湿阻之象，细问都曾服过很多风药。风药发散伤气，气伤则无力运水而生内湿，内湿和郁滞于皮肤之间的邪气相合，于是病情就反复不愈。还有些见血虚风燥的皮肤病，也常见苔腻、脉浊、便黏滞的湿阻之象，所以治疗皮肤病用风药，仅是辅助而用，药引而已，切不可当为主药。

　　如果见阳虚体质的皮肤病患者，可于附子、黄芪等补气温阳药中加辛凉和苦寒为治；见湿阻则以化湿为本，湿不化则邪难以外透散。有些病患瘀毒明显，治疗则要重用消瘀散邪，比如银屑病就是明显的局部瘀热毒结。

　　另外，对于皮肤病发生的部位不同治疗也有变化，身体上半身和下半身的治疗不太一样。上半身的皮肤病多为内热郁滞，治疗多以清热散结顺气为治。而下半身的皮肤病，多见气阳不足，升清无力为患。比如脚癣（俗称香港脚），就是明显的湿热下注成患，治疗的核心在于补气升阳，而不是清热利湿。还有些是见于四肢端的疱疹，必是湿邪为患，脾主运化、主四肢，治疗重点在于运脾化湿。但不论什么皮肤病，总有瘀热的存在。

　　瘀热之标，一定要祛除。

 # 笔记48：情志引导以和五脏

　　外邪伤人，会影响身体内脏功能，这个影响取决于元气强盛和邪气轻重。如阳气亏虚又受寒邪重则见下利清谷、四肢不温等阳虚证；饮食伤人亦一样会伤五脏平衡。但由五脏和元气共同作用所产生的情志，其变动和五脏平衡之关系一样

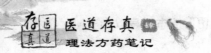

甚是密切。

情志之变直伤五脏，所以五脏和平得调神。

情志引导，西医学称为心理学。其实情志引导得根据四诊八纲等辨证，针对五脏气机失衡的具体情况而采取不同的情志刺激方法。所以医者不仅了解五志和五脏的相互关系，更要明白元气虚实和五脏的强弱等问题。

宗教信仰其实也是一种心理引导。

吴南京分析：

五志主五脏，悲伤肺、恐伤肾、怒伤肝、思伤脾、喜伤心这是五志太过对五脏的损伤。五志平衡则五脏平衡，如过喜则气会涣散，可用思来收敛气机；大喜则可先用恐来潜阳（恐则气向下泄，可使上浮之气下潜）；思太过则气结，可通过怒来激发，促使气机向上冲。这都是五志相互制约的关系，作为医者必要精通。

但从临床上来看，用得最多的还是喜，特别是久病之人，让患者开心是很必要的。因为久病之人，有悲、忧、思、恐等多种复杂的情志存在，而喜则几无。悲、忧、思等情志会使人的气机郁滞不通，加上久病必瘀，治疗必要使患者的气血和畅为要。怒则气上逆，对于郁结之气机是有很好的疏发作用，但要考虑久病必虚的问题，久病之人肾气多亏虚，一激怒，弄不好会扰动下焦元气，使虚阳上浮，形成戴阳证。所以用激怒之法要很有水平，小怒则可，久病之人切不可大怒，以免发生大变。

喜则气缓，缓如春风拂杨柳一样的状态，让人身体的气机舒畅条达，但过喜则使元气涣散，如中举人后的范进就是元气涣散，使元神收敛不住。而喜则较好控制，比如讲些笑话，让患者开心以疏散郁滞之气机。

笔者治病，常察"颜"观色，时常会用较夸张的表达方式让患者开心，如要激怒者，则小心处之，以免太过使气机失调。

情志的引导，表达方式要自然，不能让患者感觉到是为了疾病而故意为之，而是在有意无意间进行，让患者不知不觉地跟随。

笔记49：针灸治疗在于疏通气机

针灸治疗，其目的不外乎疏通人体气机。十二正经对应于五脏六腑，再加上任督两脉来统领一身阴阳。针对五脏气机的失衡情况选择适当的穴位刺激，从而调整气机，使五脏恢复平衡而达到治病目的。所以针灸有泄无补，对身体的补益，得通过食物和补益的药物，这是一个必须明白的问题。

针灸治疗必须建立在身体有足够元气的基础上进行，包括刮痧等刺激经络穴位的治疗，道理亦然。古人治疗大出血，用大补元气的独参汤；元气涣散到"但欲寐"也是采用"四逆汤"或"参附汤"来治疗，而不是用针灸。现在有人采用背部刮痧，或再配合水分、内关、丰隆等穴位刺激，先排毒而不是先辨元气虚实。如见脉弱无力，最好别用针灸治疗，以免伤人。

吴南京分析：

对于针灸的治疗作用，《内经》多次提及"用针之类，在于调气""欲以微针通其经脉，调其血气""凡刺之道，气调而止"，说明针灸治疗在于疏通气机。也就是说，针灸的治疗作用是建立在充足的元气基础上，如果元气亏虚，针灸无能为力，而是要通过药食补益。所以《内经》还说"夫经络以通，血气以从，复其不足，与众齐同，养之和之，静以待时，谨守其气，无使倾移，其形乃彰，生气以长，命曰圣王"。这就明确提出对气血不足之人的治疗要养之和之，切不可乱扎一气，而是要做到"故用针者，不知年之所加，气之盛衰，虚实之所起，不可为工也""必审五脏之病形，以知其气之虚实，谨而调之也""是故工之用针也，知气之所在，而守其门户，明于调气"。

现在有很多持针者，记一些先贤的"腹痛三里留、腰痛委中求"等顺口溜，机械套用某穴治某病。要知针灸之治，是直接调理五脏气机，针可救命，也可致命。

纵观历代针灸名家对针灸治疗的理解，从调气的强弱上来说，针粗大、刺激强、进针深为泻病邪之法，针越粗、刺激越强则泻气作用越强，如果用刺血之法，这是强通之法。比如肝阳上亢的脑中风，用针刺太阴、太溪、行间、十宣等穴的治疗，就是快速地促使郁闭体内的热毒外泄之法。而对于一些久痹的关节痛，用小针、刺激相对要弱，并且留针时间较长，这样相对于刺血的泻气祛邪来说，程度就要轻得多。

针灸是中医学中的一种治病方法，对于急症的治疗，实常能一针救命。但一定要细审元气强弱，切不可盲目用针。

另外，对于湿热郁结之邪，局部用灸法也应注意，要避免火热毒邪和体内之湿热毒合邪，加重病情。常见很多妇科炎症的患者，因误灸小腹的穴位，导致病情加重。

笔记50：关于癌症

师父是一位擅长治疗疑难重症的大医，特别对于肿瘤。师娘是北京中医药大学的教授，也深谙此道。师娘说肿瘤是细胞分裂过程中阻于体内的郁滞物，当身体发生变化时才会变成癌症，所以治疗癌症的根本在于调体。

癌症难治，难在机体免疫力的问题，所以有的癌症总是见机体全身性的虚损，而局部的癌毒炽盛。要攻癌则损体，要补体则癌难治，治疗之要在于攻补中寻找机会。攻补之间要恰到好处，太过、不及都治不了癌。不要说癌症，其他疾病的治疗也是建立在免疫力的基础上，当一个人的免疫力下降到无力运药时，一切治疗都无意义。

吴南京分析：

癌症之死，死于免疫系统崩溃。笔者治疗众多癌症，患者大都经历过手术、化疗、放疗等治疗，元气已将绝。患者九死一生之时，即使神仙下凡也难治，区区的些许中药岂能起死回生。

癌症是一种慢性病，很多人会问为什么癌症一经检查出来就是中晚期，因为癌症的早期症状会让人忽视，等到检查出来时自是严重之时。但虽说是中晚期，治疗得当，还是一样可以保命延年。这是从生命的角度去审视癌症。

人的健康在于五脏气血的平衡，如果五脏气血平衡，虽有病也不会速死，如果五脏不平衡，虽看起来没病的常人，也会有失去生命的可能。

作为慢性病，癌症自发生到被发现，在体内的转变是一个较长的时间过程，癌症和身体已经形成一种相对的病态平衡。所以治疗癌症不能急，也不能下猛药，更不能机械地套用一些所谓的抗癌药，比如白花蛇舌草、藤梨根等一类的药。而是要时时以五脏气血的平衡为基础，在此基础上进行针对性的治疗才行。

癌症必有瘀、必有热毒、必有湿，可以说癌毒是一种湿瘀热毒。治疗癌症之标，也不外在此做文章。因为前些年的实验室数据提供了一些具有抗癌作用的中药，于是很多人就以此为依据堆积拼凑的组方治疗，效果并不理想；也有些人提出治疗癌症用"补气养阴+活血化瘀+清热解毒"的治疗模式，于是这个模式也就成了当前治疗癌症的常用套路，可是效果依然不好。临床上见很多癌症出现舌淡胖、脉沉弱涩浊等阳虚证，又有人提出治疗癌症得用温阳药。但不论是否见到阳虚证，热毒是依然存在的，久瘀之人必有伏热。

病是多变的，癌症也是一种病，也一样是多变的，在其发病过程中患者一样会因为情绪、天气、季节、起居等因素而直接影响五脏的气血平衡，机械地套用某个万能方或套路治疗癌症，刻舟求剑之治，自不会有效果。

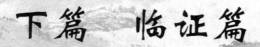

下篇　临证篇

 笔记51：肾病

★慢性肾炎

陈某，女，67岁，杭州人。

尿蛋白（+++），腰及全身关节痛，夜中惊悸。舌淡暗胖，瘀斑。不时下肢浮肿。脉沉细弱稍涩数。

狗脊30g	菟丝子30g	巴戟天30g	泽泻20g
茯苓50g	苍术30g	陈皮20g	益母草30g
防风10g	鸡血藤30g	生黄芪60g	

尿蛋白是身体精微物外泄，从舌淡、脉沉、腰痛综合来看，实为肾气大虚，封藏无力。但患者湿阻瘀血明显，初治之时得通利活血解毒以治标，再以黄芪、防风、苍术卫外提升。此病程长久，治疗切忌急功。

吴南京分析：

治疗慢性肾炎，要注意几点：一是热毒郁滞的问题，二是瘀阻化热的问题，三是痰湿闭阻的问题，四是身体虚损清阳下陷的问题，这四个问题常常互见，只是程度的轻重不同。

可以说一切慢性肾炎都存在热毒，即使是见肾阳亏虚的患者，也一样存在热毒，只是治疗时偏重于补气温阳而已。如本患气阳两虚，但热毒不明显，所以祛除热毒用益母草，如热毒果真明显，特别是慢性肾炎的急性发作期，势必要以祛逐热毒为当务之急，以免肾脏进一步的损害。

久病必瘀，任何慢性肾炎，一定要活血化瘀，瘀血不化，肾炎根本治不好。慢性肾炎（其他的慢性炎症亦一样），都有局部的微循环障碍，从中医学角度来理解，就是肾脏的血行不畅，于是造成肾脏难以自我修复。所以治疗慢性肾炎，一定要考虑到瘀阻问题，适当地用些化瘀通络的药。如果见瘀血症状明显，还要加地龙等虫类药进行搜剔血络中的瘀阻。

慢性肾炎，元气必虚，气化必不利，故而痰湿内生。痰湿为阴性，性黏滞，又易影响清阳的升发和血络的通畅，所以治疗慢性肾炎一定要运化中焦，以绝痰源。且中焦健运，又能达到后天补先天的目的。

元气亏虚无力升发，在补养的基础上酌加风药以促升发，但风药不能太过，以免动摇下元；扶补元气的同时可酌用固摄药以收敛元气，但收敛药亦不能太过，以免留邪而不利病。

★ 血尿

金某，女，48岁，杭州人。

蛋白（+++），隐血（+++）。医院确诊为慢性肾小球肾炎。面暗颧红，神疲无力。脉沉弱稍数。舌淡胖，尖偏红。

白茅根50g	益母草30g	丹参30g	蒲黄20g
生黄芪80g	荆芥15g	菟丝子30g	覆盆子30g
苍术30g	厚朴15g	陈皮15g	

神疲并见脉弱，元气已伤，必要大补元气为根本。元气不足，升发无力，残阳下陷和湿互结化热而伤肾体，增补元气酌加风药以促提升清阳，解下焦之困。复加白茅根、益母草、蒲黄下行，稍利湿邪使气机升降有序，而湿热之邪祛除。

吴南京分析：

慢性肾小球肾炎，病已到了肾脏的实质性病变，是因为热毒和湿阻合邪为患。笔者从临床治疗的角度分析，80%的患者都曾有过较严重的上呼吸道感染病史，这是一个值得重视的现象。

外邪伤人，先伤肺卫，如患者的元气充实，治疗得当自然很快就能痊愈。但如果患者元气素虚，又失治使元气大伤，病邪留恋久不祛而深入肾（久病入肾），损伤肾体，所以治疗一定要从肾来考虑。肾虚的治疗，不外固肾养精，患者不仅见肾气不固，还见气虚升发无力，所以治疗必要大剂补气药以升提气机。这是治本之道。

但病邪久不祛，必然更进一步耗损元气，所以有邪必攻，视病邪的轻重而选择攻邪之药。如本患见脉数、舌尖红、颧红，这是有郁热；又见神疲、脉沉弱、舌淡胖、神疲无力，是气阳两虚且有湿阻。治疗当以补气固肾为主。因为邪为湿热郁阻，所以祛湿药选择能清热通利的为好。患者热毒不明显，所以清热解毒药不用，湿瘀祛，邪毒亦自祛。但如果患者见热毒明显，败酱草、连翘等清热解毒药亦一样要应用，完全视病情而定。因为肾之脏器已损，病邪是一个主要原因，但患者的元气亏虚，身体的自我修复功能下降，才造成病程缠绵难愈，所以元气充足，五脏平衡，脏器可自我慢慢修复。

患者治疗1个月余，尿蛋白转为（±），隐血转为（+）。患者的精神亦大见好转，原方加仙鹤草100g以巩固治疗。1年后再见，患者说觉得找我不易，又觉得药吃着一天天的好转，就坚持吃了8个月，医院检查一切正常。我诊其脉还觉得较弱，嘱患者适时用膏方慢调再巩固。

★慢性肾炎

陈某，女，23岁，横店人。

面暗斑，无力不耐劳。宫血，月经淋漓。舌淡暗，边偏红，有青紫瘀阻。脉沉细涩浊稍数。

拟：补气固肾，调血解毒。

生黄芪50g	仙鹤草50g	益母草30g	菟丝子30g
覆盆子30g	女贞子30g	陈皮20g	苍术20g
黄芩20g	干姜15g	防风10g	

肾主生殖，为藏精之所，肾精亏虚则人不耐劳而易累，月经淋漓难尽，更是肾气不固之象，治疗得以固肾养精为主。肾主水，肾气虚则有湿阻，湿邪不去补肾亦难。但对肾虚之人，祛湿多应运脾来化，而不应再用渗利更伤肾气。所以对于慢性肾炎之湿，轻者多以运化为治。

吴南京分析：

本患肾气亏虚明显，治疗自当以大剂补养为上。用仙鹤草、菟丝子、覆盆子、女贞子为固肾养精之用。其中仙鹤草药性收涩，有一定的补益作用，金华民间多用以补虚。伍于固肾养精药中，可以提高治疗效果。因患者脉沉细，又见月经淋漓，这是元气不足升发无力造成经血淋漓不断，单用固肾效果还不是很理想，必要再辅以补中益气，使下陷之气机得以升提，用黄芪、陈皮、苍术、干姜、防风共奏补中益气之效。肾炎，总有热毒郁滞，加益母草、黄芩清热解毒。

患者药后精神明显好转，但月经一直没止，且有血块外排。患者心急，又来询问。这是因为医生见患者月经淋漓过用止血药造成瘀血内阻，舌边的青瘀和脉有涩象为佐证。我于方中用了30g益母草，内在的瘀滞开始外排，才见经血中有瘀血块，嘱患者不停药一直服用。治疗半个月，月经还没见止，还是有血块外排，这是因为化瘀药力不足。但开始治疗时考虑到患者体虚，再过用化瘀药恐更伤元气，此时治疗半个月，见脉象亦有些许力，加云南白药胶囊，和中药配合治疗。治疗数日就见经止。患者的气色亦大为好转，但病久，瘀滞不可能一次排尽，嘱患者一定要坚持再治疗。

治疗近2个月，月经还没来，这是久病精亏，所以月经延后。但患者又心急，我见左脉弦劲有力而偏数，这是月经将来，又排经不畅的瘀阻之象，如月经外排不利，会化热亦不利肾炎的治疗。于是我加用红花、川芎、当归诸药以促进经血外排。服药数天后，患者腹痛而烦，后排瘀血块甚多，再在行经期间重用活血化瘀药，以期使旧血尽祛。

★ 蛋白尿

郑某，女，30岁，金华人。

尿蛋白（＋～＋＋），尿频，面色淡暗，痤疮。舌红苔稍滑。月经后期。脉沉细弱稍涩浊，右脉偏弱。

拟：运脾固肾，活血解毒。

生黄芪50g	苍术30g	陈皮20g	黄芩15g
菟丝子30g	覆盆子30g	杜仲30g	连翘15g
荆芥10g	巴戟天20g	鸡血藤30g	益母草30g

蛋白是身体内的营养精微物质，对人的生命起着重要作用。从本患来看，存在气虚、肾虚、湿毒。但是在治疗过程中不能用渗利药来治疗湿毒，因为利湿会使人体阳气更下陷，气化更不利，湿反更不易祛。须从运化中焦入手，用少量风药促进气机升发，从而使湿邪祛而正气不伤。

吴南京分析：

患者见尿频、面淡暗、脉沉细弱，这是明显的肾虚，所以蛋白尿不外是元气亏虚，无力升发，阳气下陷。

肾主封藏，肾气亏虚则封藏无力，阳气失升于是身体的精微物质就流失，治疗的核心在于补气升清，固肾养精。用黄芪、荆芥补气以升清阳；菟丝子、覆盆子、杜仲固肾养精。患者见痤疮，且舌红，这是有热，热不外是气阳不足，无力运血，血郁而化热，所以用鸡血藤、益母草活血通经，用益母草、黄芩、连翘清透热毒。

蛋白尿的治疗，主要还是在于补养，而不能通利。但果真见下焦湿热毒炽盛，祛邪还是得用通利之药，急祛邪标。记得2009年在金华治过两例患者，见下焦湿热严重，笔者亦一样重用木通、车前草等药通利。但等到热毒之邪祛大半，就要减少或不用通利药，以免使气机下陷，病更不得愈。

另外，本病从临床上来看，气阳两虚的患者很多，补气温阳药不能过温，附子、肉桂等药的应用，一定要确定没有郁热的存在，否则药用过温热，反使内在的热毒加重。

治疗蛋白尿一定要活血化瘀，蛋白尿发生常见瘀阻，如果不用活血化瘀药，蛋白难消。

★尿血

付某，女，40岁，东阳人。

尿血数年，面暗色斑，腰酸，神疲，心烦，无力。脉弦涩稍数，右弱左弦。

生黄芪80g	苍术30g	厚朴20g	葛根30g
菟丝子30g	狗脊30g	杜仲30g	泽泻10g
仙鹤草30g	益母草30g	白茅根50g	

面暗、腰酸、神疲实为气阳不足。气为血之帅，气不畅则血滞，气不足则血溢，气不升则血下行，所以治疗之本在于补气固肾，加葛根以促升提，使气机不陷于下。因见出血加白茅根、仙鹤草以止血；出血必有留瘀，佐益母草以化瘀。前医治以凉血止血，不知药过寒凉反伤气。

吴南京分析：

患者久患尿血，再结合舌脉等其他症状，自是气阳不足无力升发为患。另外患者见面暗色斑、脉涩，这是瘀血为患之佐证，治疗上一定要活血化瘀，不能仅仅止血。以中药汁冲服三七粉，每次3g，每天3次来治疗。治疗月余，医院检查尿血已愈，患者心喜不以为意。事隔1年，病又依然。又找我治疗，愈后嘱患者再服补气固肾、活血清透来巩固治疗，患者嫌药贵而放弃。

半年后患者来电话，说她在一个道医处进行平衡五脏的治疗，每次要调治半年，费用6万元，已经调治近4个月了，但近来腰酸很明显，且胃口不开，不时嗳气胃痞。因为在电话里也不知道说什么好，遂叫患者来横店找我，可是患者觉得东阳到横店20公里的路有些远。又过1个月余，患者到横店，并带来了1袋煎好的中药汁。

见患者面色黧暗、肌肤甲错，满面色斑。患者说胃痞胀几不能运，腰酸重，精神困顿。见舌苔滑腻、脉象沉浊而弦。患者叫我尝下她带来的药汁是什么药配的。把药汁倒在杯里，药汁色黑而稠，一看便知是熟地黄之属为主药。听患者所描述，道医是一个很厉害的道士，精通医术。我知道患者家中办企业，经济条件良好，见到这类的世外高人，花钱自是不心疼。我苦笑。患者还告知尿血又反复，所以又找我治疗。

我治以补中化湿运中，患者服药1周后，来电话告知胃痞已瘥，胃口也开，叫我从电话短信中开中药处方。我无此能力，此患自此没再见过，不知尿血如何。

★肾病综合征

钱某，女，46岁，杭州人。

左侧腰到腿疼痛，面色暗，腰椎间盘突出，骨刺。糖尿病，尿蛋白（+++），隐血（++），大便不畅。舌红，苔白干。口渴。脉沉细弱稍涩数。

白茅根50g	益母草50g	鸡血藤50g	生黄芪50g
葛根30g	生白术30g	厚朴20g	枳壳20g
菟丝子30g	覆盆子30g	狗脊30g	杜仲30g

长期蛋白尿及尿隐血，身体精微物质不断丢失，肾精大亏可知。治疗当以固肾养精为本，大便不畅是肾虚造成，没有必要专通大便，肾气恢复，便自畅达。舌红、苔干、口渴、脉数，热象已见，是瘀阻日久所化，以白茅根、益母草各50g清养兼通利，葛根升清通络以降浊。

吴南京分析：

本患是由糖尿病引发的肾功能不全，病程长久，病情严重，治疗非一日可为功。但尿中的蛋白和隐血不消除，精气永不得恢复，所以此时治疗必要在短时间内把尿蛋白和隐血得到控制。但尿中的蛋白和血下泄，一方面是邪热内迫，另一方面是因虚不能固摄造成。治疗也一样的要用清透之药以祛邪热，另一方面则要

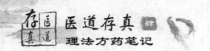

固肾补气，促进气机的升发，以固精气。

糖尿病，不是因为体内糖太多，而是体内的糖不能有效运化，核心根本不外是脾虚或脾肾两虚无力运化。但血中糖分太多，血行必失畅而瘀滞，所以治疗糖尿病必要活血化瘀，何况是病程长久到肾功能不全的严重患者，更一定要活血化瘀。所以重用益母草和鸡血藤以通血脉，益母草不仅能活血化瘀，还有很好的利湿解毒之功，针对肾功能不全，笔者恒用之，效果理想。

另外，针对郁热，白茅根也是一味很好的药，白茅根性味甘寒，能养阴、利湿、透热，清热而不会化燥伤正，养正又不滋腻。且配合通腑气之枳壳和厚朴，使内迫之热从大小便祛，如此伍方治疗，所以本患服药1周，蛋白尿即明显好转。

对于此种病情严重的患者，下药治疗一定要果断，要在短时间内把尿蛋白和隐血的问题解决，这是治疗的关键，如果犹豫不决，实难以取效。

 笔记52：小便异常

★尿不畅

陈某，男，30岁，东阳人。

神情呆滞，体胖，小便不畅难以排出。舌淡红胖，苔滑腻。脉弦涩数。

茯苓50g	苍术30g	厚朴20g	菟丝子30g
补骨脂30g	覆盆子30g	杜仲30g	巴戟天30g
泽泻20g	石菖蒲10g	桂枝20g	丹参30g

肾藏精，主气化。肾气亏虚则气化不利而生痰湿，痰湿阻于心窍而见神情呆滞；气化不利而尿不畅，治以补肾化湿为本。湿阻则血行亦阻，加丹参行血、桂枝通经。

本患湿阻明显，所以重用茯苓、泽泻以治湿之标。药后1周尿畅而神清。

吴南京分析：

对于阳虚湿阻《伤寒杂病论》里有"五苓散""真武汤"等治法，阴虚有湿则用"猪苓汤"，脾虚有虚则用"肾着汤"。总的治疗原则都是以利尿药为主，阳气稍虚用桂枝之属，阳气大亏则加附子，阴虚加阿胶，脾弱加白术，为化湿之法开了法门，但对于湿瘀互结的问题，虽有"血不利则为水"一语，但还是论之较少。

本患之痰湿已闭心窍，治疗上有必要再加开窍和通血脉，仅用温阳气化来化湿实已不对症。

前医见尿不畅而用大戟、商陆、牵牛子等猛药攻水，药后排尿稍利，停药反加重，这是强行利尿伤了肾气。所以方中用菟丝子、补骨脂、覆盆子、巴戟天等固肾补肾药为核心，更加桂枝来促进气化。中焦是气机升降的枢纽，中焦不运则三焦气机为之而郁滞，所以加苍术、厚朴运中化湿。

治病之要，一定要审病之轻重，以及身体元气的强弱。本患因过用利尿药而伤肾气，虽也看到一些取桂枝汤、真武汤之类的汉法，但肾气已亏，再不补肾固气，肾气不足，终不能愈。

治病切忌见湿利水，见瘀活血，要时进细审元气强弱。

★尿失禁

蔡某，男，62岁，杭州人。

腰膝酸软，四肢逆冷。舌嫩胖，苔腻。唇暗。

菟丝子30g	补骨脂30g	金樱子30g	狗脊30g
巴戟天30g	泽泻20g	茯苓50g	桂枝20g
生黄芪60g	苍术30g	厚朴20g	鸡血藤50g

患者久服固肾药不效，不知肾主气化，肾虚则气化不利而生湿，湿邪性趋下，又为寒阴之邪，湿不祛则阳气不得通。笔者在固肾基础上更重用利水之药以通阳气，加上黄芪和桂枝合用以升提气机，阳气得通，下焦湿困自解。给予固肾气而愈。

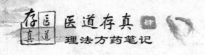

吴南京分析：

本患病情很简单，就是肾虚有湿瘀。但这样一个简单的毛病，却久治不愈。患者带一大打处方找我看，基本上都是用固肾气、温补肾药的药在治，但治来治去就是没效果，患者亦很困惑。其主要的原因在于很多中医师见患者尿失禁，不敢用利尿药来治疗。总是觉得尿本就失禁了，再用利尿药，只会加重病情。

要知患者年过花甲，阳气已虚，气机升发无力，加上湿邪闭阻，更使清阳不得上升，只用固肾温阳药，阳气通不了，气机亦升不了，又谈何治疗？

治湿之要，主要在于促气化、升降气机，固肾温阳是可以促进气化，但是湿邪重之时，病标不去，只治本，是不现实的。患者已见四肢逆冷，虽有肾阳不足的一方面，但亦有湿邪闭阻，阳气不能通达于四肢的原因存在。脾主四肢，又主湿。体内湿重，脾不能升清，清阳不能达四肢，四肢又怎么会暖和呢？所以用黄芪伍桂枝，一可以升提气机，二可以通阳外出。

患者的唇暗，是明显的血行不畅，所以重用鸡血藤行血通络。

虽重用利尿药，患者治疗半个月，病情大见好转，嘱将原方茯苓、泽泻用量减半，再巩固治疗。

★小便不调

刘某，女，46岁，江西人。

白天尿不畅，夜里尿频，腰痛如击，月经色黑，经量少，面暗色斑，少腹痛，眼痛，头胀痛。舌红见痰线。脉沉细弱稍涩。

党参30g	苍术30g	陈皮20g	菟丝子30g
覆盆子30g	狗脊30g	姜半夏15g	鸡血藤30g
败酱草30g	益母草30g		

肾和膀胱互为表里，肾气足则尿畅调，尿不畅则可见肾气之疲。本患者从症状来分析，不外肾虚血瘀，治疗当以固肾活血为根本。患者见眼痛、头胀痛，有火上炎之势，白天主阳，两热相加，肺气不肃所以白天尿不畅，用败酱草、益母草清泄。

吴南京分析：

患者的病情发展演化是：肾气亏虚，使血行不畅而生瘀，瘀阻化热上扰才见头眼痛。因气阳不足无力升发，阳气又下陷，湿瘀阻于下焦，才见少腹疼痛。

治疗上应以固肾气为上，再消瘀化痰。用菟丝子、覆盆子、狗脊固养肾气；党参、苍术、陈皮、半夏运中化痰（患者舌见痰线，这是痰湿内阻较严重的情况，所以运中化痰的药量较重，使痰祛利于化瘀）；鸡血藤、益母草活血通经；败酱草、益母草清透郁热，且能解热毒。

患者见郁热上扰，又见湿热之邪下陷，但却不适合用利水药，如果用木通、泽泻等药利水，则反使阳气更下陷，痰湿更不易消除；又不能用升清阳之药，一免扰动肾元，二免升火太过。所以治疗上而是重用运中燥化，无使药力太过升浮或沉降。

本患见少腹痛、头胀痛、眼痛等症状并见，最易诊为肝郁化火。但细审脉象则是见沉细弱脉，舌虽红，但边有痰线。可知这是痰湿为患，使痰瘀互结之化热。虽说是肝郁，亦是因为痰湿闭阻，影响气机的升发才使肝郁。治疗上只要把中焦运化，痰瘀消除，阳气自能疏通而肝郁自解。这就是为什么前医用"丹栀逍遥"治疗无效的原因。

笔记53：淋证

★淋证

吴某，女，68岁，金华人。

尿频急，刺痛，小腹坠胀，抗生素无效，八正散清利无效。脉沉弱而数，神疲无力。

补中益气丸；益母草颗粒；金钱草颗粒。

高年之人，元气不支，气陷而湿热结于下，清利则元气更陷，更不得愈。所以用补中益气丸补气升清，以解下焦之困。湿热闭结，血行必不畅，加益母草解血之瘀阻。金钱草清利以治标。益母草、金钱草下行，补中益气丸上升，气机升降得调，湿化热降而病愈。

吴南京分析：

本患从西医的角度来讲是尿路感染，一般用沙星类抗生素治疗，大多能取得理想的治疗效果。但患者用抗生素治疗无效，是因为患者元气亏虚。后治于中医的八正散亦不效，根本原因还是元气亏虚，无力升发，残阳下陷。从脉沉弱且神疲无力可以看出，治疗必要促进气机的升发，因患者不想服煎剂中药，于是用几样中成药组合应用。

对于脉弱无力的患者，应用补中益气汤（丸）要注意脉中两尺的强度，如见两尺无力的患者，用药升提太过，会动摇下元肾气根本，患者会见戴阳证。记得2014年春节过后不久，我带母亲去黄山游玩，母亲因劳累，觉得人没力气，于是自行买了补中益气丸服用，没想到药后不到三小时，见心跳加速，面上潮红如醉。当时我在横店上班，母亲来电话告知，于是我叫母亲吃梨子，且用热水加醋泡脚，上浮之阳气才下潜。

所以见下元亏虚的清阳不升，治疗的重点在于温补肾阳，促进气机的升发，而风药少用，如用风药升发，还得加一两味清凉药以制约，才不至于会使阳气浮越。

中药教科书上虽说金钱草治疗结石，但笔者老家一直用以治疗尿路感染，效果很好，所以我也一直以金钱草治疗淋证，的确有理想的效果。

★淋证

童某，女，69岁，金华人。

神疲无力，腰背痛，尿热灼。舌淡胖，苔薄。脉沉涩弦浊稍数。

生黄芪60g	苍术30g	厚朴20g	葛根30g
陈皮20g	益母草30g	菟丝子30g	狗脊30g

白茅根50g

神疲、舌淡、脉沉是为气阳不足，尿灼热是热邪下陷。治以补中升清，以解下焦之困，辅以益母草、白茅根清之。前医治以八正散，单味车前草猛服，本以升提不足之气，更下陷不升，是以下焦之病得视中焦之健运。

吴南京分析：

治疗淋证，多用利湿解毒为治，这是治湿热毒盛之邪而已，为治标之道。

本案患者为年近70的老年人，元气本虚，再加用药性下行之利湿药来治疗，只会让气机更加下陷而不得升。所以治疗老年人的淋证，切切要注意气机的升降问题，而不能见淋就通淋。因为老年人元气亏虚，气化不足，易生湿邪，加上气机升发无力，内湿就会下陷郁结而生热化毒，于是就发生了尿热灼等淋证。所以治疗的关键不在于通淋，而在于补气升清，这才是真正解决下焦湿热之邪毒的根本方法。

药用上，重剂黄芪补气，再加葛根气味俱轻来促进气机的升发。用苍术、厚朴、陈皮运中焦之气机郁滞，中焦脾胃健运，气机自能升降有序。因为患者是一位老年人，于方中加菟丝子、狗脊固肾养精，扶先天之根本。

本案中的益母草有三方面作用，一是解毒，二是活血，三是利水。淋证是因为湿邪下陷郁结才生热毒，所以治疗上一定要活血散结，要清热解毒，要利水祛湿，而益母草一药具上述三大功能，所以选用益母草。

白茅根清热、利湿、养阴，使湿祛而不化燥，清热又不伤阳。所以治疗本案中通淋，不用木通、车前草、滑石等利尿药，而是用益母草、白茅根两药。

★尿血

郭某，男，45岁，杭州人。

舌淡暗胖，形体稍胖，面淡暗，膝酸，少腹痛20余年，尿血（冬季严重）。脉沉细弱稍涩。

白茅根50g	益母草30g	败酱草30g	小蓟30g

| 杜仲30g | 狗脊30g | 菟丝子30g | 覆盆子30g |
| 鸡血藤30g | 黄芪30g | 苍术30g | 葛根20g |

面淡、脉沉弱，是阳虚无疑。阳主升发，天寒则阳下降，所以冬季尿血加重，所以治以固肾升清。久病必瘀，尿血病久之人，如不活血化瘀，病不得愈。前医治以凉血止血，血凝则化热而动血，因此尿血反复不愈。

吴南京分析：

尿血，是中医学淋证的血淋。急性尿血，多因为内热迫血妄行，离经之血随尿而出，但也多是先有气虚失升，才会见尿血。治疗上多以"小蓟饮子"为基础方，治以凉血止血和利尿通淋相结合，效果理想，多能数天就见尿血消失，很多患者亦不以为然。但此时如果减少凉血止血、利尿通淋药的用量，并在此基础上，再加补气升提，酌伍益母草、丹参等活血药把留瘀消尽，进行巩固治疗，才算是真正的治愈。切不可一见血止就开心，不再进一步巩固治疗，这是很可惜的事。

本患病程长久，已伤了肾气，治疗自要固肾养精为根本，再加补气升提为辅，使气机升提，才能止血。从临床症状上，虽没见有热，且见阳虚（舌淡暗、胖，脉沉细弱），可是久瘀多有伏热，所以一样要考虑到伏热的问题，治疗上还得进行凉血止血，并且选药上用了白茅根、益母草、小蓟等有利尿作用的中药，促使伏热得以祛除。

患者治疗半个月，尿血消失，到医院尿常规检查亦正常，少腹疼痛亦大见好转。复诊时去败酱草、小蓟，加仙鹤草60g，黄芪30g，炮附子30g，以巩固治疗。

肾主封藏，很多人见女人崩漏才会考虑到肾的封藏失司问题，要知肾司二便，大便溏泻无气味，尿频、尿血等问题都要考虑到肾的封藏。特别是如本案病程长久的患者，更要考虑到肾虚不能封藏。如果治疗还是单纯的止血，瘀血必内结；出血日久，必有留瘀，一定要活血化瘀，瘀血不祛，病永不愈，这是治疗一切出血病的共同治疗原则。特别是一些反复出血的出血病，必定要考虑到留瘀的问题。

★慢性尿路感染

吴某，女，45岁，横店人。

尿频急，量少，夜中严重，尿时烧灼感数年，治以清热利湿解毒稍好，不久反复更严重。

拟：清热利湿，固肾纳阳。

益母草30g	金钱草30g	车前草30g	苍术30g
陈皮15g	黄芪50g	菟丝子30g	巴戟天20g
麻黄3g			

淋证日久，再服清利药，阳伤无疑。因脉沉无力，神疲可见。阳伤无力气化而生湿，无力升清则下陷。升潜清阳以除湿，利水通淋治标热毒。固肾纳阳以促气化。5剂病愈大半，再加覆盆子30g，川续断30g，以巩固治疗。

嘱患者去炎重热物，以及寒凉之物。火重热物则更热，凉物则阳更伤。

吴南京分析：

益母草、金钱草、车前草利尿通淋祛湿热毒，以治病之标；患者脉沉神疲，清阳不升，治湿之要在于促肾中气化和升清阳。用菟丝子、巴戟天固肾气以促气化，用黄芪、麻黄补气升清阳，使气机升发更利化湿浊。

本案用麻黄升清，有人觉得很是奇怪。要知，所谓的升阳，是一切风药都可以升清阳的。因为补中益气汤中用柴胡、升麻两味风药来升提，使人参、黄芪的补气之力上提，如果患者见气虚湿阻的气机下陷，不用柴胡和升麻，而用紫苏叶一样可以发挥升提气机的作用，且有更好的化湿和中之力。张锡纯将葛根和黄芪伍用，取葛根气味俱轻之性，促使黄芪的升发，以达升阳举陷（升陷汤）的目的。傅青主将荆芥和人参伍用升提气机，以治带下（见完带汤）。因此，麻黄作为宣肺升浮之药，和补气药合用，一样可以起到升提气机作用的。

前人用柴胡、升麻、葛根、荆芥等药都可达到升清阳的作用，为什么其他风药就不能呢？

针对本患，笔者用麻黄以宣肺，使上焦水道通利，更利于利尿通淋，和黄芪相伍，又能升阳举陷，使气机升降有序。这是治湿之要。

★反复尿路感染

金某，女，42岁，横店人。

小腹胀痛，尿热，腰酸，面暗色斑，痛经，不时心烦，失眠。舌淡暗，边多齿痕，舌面瘀斑。脉沉细弱稍涩浊，左脉偏弦。

金钱草30g	车前草30g	益母草30g	仙鹤草30g
鸡血藤50g	生黄芪50g	陈皮15g	干姜20g
连翘15g	荆芥15g	狗脊30g	

心烦失眠，是心热。再见舌淡、脉沉弱是气虚，清阳不升，元气下陷，使心热移于下才导致反复尿路感染。治疗得以运脾升清为根本，清阳得升，使元气不下陷，再辅以清热毒、散瘀结为治疗得完愈。因见患者面部及舌面瘀斑，此是气虚不运血，调血之品一可促进感染病灶的愈合，二可促进元气的通畅。

吴南京分析：

患者见标热明显，急则治标，于是用金钱草、车前草、益母草、连翘诸药通淋解毒，使内滞之热邪从尿中速祛。但因患者总因元气亏虚无力升发，于是用黄芪、荆芥益气升阳，伍于利湿解毒之药，一升一降，使湿邪速祛，以解下焦之困。

患者阳虚，又于方中用大剂寒凉之药，以防更伤阳气，加干姜温中保胃，狗脊温肾。

本患服"八正散"等通淋药无数，服药时稍舒服，没过几天又依然难受，反反复复，一直为此病所苦。不知阳气下陷之疾，再服利下之剂，只会令阳气更伤，气机更不得升发，病情反而会更严重。

患者治疗1周，诸症全除，原方去连翘，加菟丝子30g，覆盆子30g，又治疗半个月。一切均安，去金钱草、车前草，又调治1个月余。第二年患者带同村村民来找我治疗，询问得知近1年来，尿路感染没再反复。

反复发作的尿路感染，实在困扰很多患者和医者。西医不外于感染时服用抗生素。而中医也大多局限于用"清热解毒+利尿通淋"机械的套方治疗。但患者越治，元气越虚，病情越重。对于这种情况，一定要在平时病情稳定时用补肾补气，促使气机升发来治疗，针对久病有瘀加用活血药，有伏热用益母草等清透郁结之伏热。待元气充足，气血通畅，清阳上升，反复发作的尿路感染才得以治愈。

笔记54：男科病

★早泄

华某，男，27岁，东阳人。

脉弦细涩稍数，舌红芒刺。

拟：运脾清肝，固肾养精。

党参30g	苍术30g	厚朴20g	柴胡15g
炒白芍20g	淫羊藿30g	菟丝子30g	当归20g
白茅根50g			

脉细精亏，脉数、舌红芒刺为有热。前医治以温肾壮阳，阳气太过，反伤肾精，肾精不足以制相火，由是早泄。治以清肝固肾，宗筋得养而可愈早泄。

治早泄见脉弱无力之肾虚，亦不可过于温热，当用菟丝子、覆盆子等固精为主。精足，肝得养，宗筋自强。

吴南京分析：

补肾壮阳，已成为治疗男科病的专利，特别是民间乱用温补药泡白酒，更是危害不浅。要知肝经循阴器而过，早泄之病和肝的疏泄功能有密切的关系。如果肝的疏泄太过则表现亢奋，疏泄不及则表现消沉。但肝的疏泄功能全在肾的阴阳平衡，还有病邪的瘀阻。肾精亏虚则阳气太亢，肝的疏泄就太过；肾阳亏虚则肝的疏泄不及，就会消沉。早泄是过度亢奋，还没到射精时间就射是为早泄，所以治疗的重点在于固养肾精和清泄肝中相火，而不是再治以温补肾阳，火上加油。

本案用当归、白芍柔肝养血以制相火之浮越；淫羊藿、菟丝子固肾养精平补阴阳；用柴胡升发疏肝，用白茅根清透郁热以泄内热，两药一升一降以疏通气机。脾胃为气机升降的枢纽，辅以党参、苍术、厚朴运脾以疏畅中焦。

另外令患者以吴茱萸研粉，用醋调糊，外敷于涌泉穴，引火归元。

患者治疗数天，效果理想。嘱其原方巩固治疗。

★滑精

杨某，男，43岁，义乌人。

累则精子自溢。舌胖红，苔薄。脉沉细涩数。脊背酸痛。

生黄芪50g	苍术30g	厚朴20g	黄芩20g
紫苏叶20g	仙鹤草60g	菟丝子30g	覆盆子30g
益母草30g	狗脊30g		

脉症合参，本患肾脾大亏，在肾不固，在脾不升，所以累则精子外溢。前医治以温肾壮阳，不知药过温热，反伤气，气伤更使气机下陷不得上升，故而更不效。笔者治以黄芩、益母草清透，合以补气固肾填精，更加一味紫苏叶促气机升发，数剂而安。嘱患者再服1个月余以巩固。

吴南京分析：

肾主藏精，患者之滑精见累则滑溢，又见舌胖、脉沉、脊背痛，自是要补肾。但患者气虚不运血，脉见涩数，是有瘀热之象。单纯治以温阳补肾，只会更增内热而伤气，所以补肾之药，不在温热，而要取固藏养精之药。且要补气升阳，促进气机升发。

遗精、早泄、滑精是不同的疾病，遗精是人在睡梦中不自觉的精子外溢；早泄是指性交时间短，一会儿就射精；滑精则是精子在日常生活中不自觉的外溢。《伤寒杂病论》中称为失精，用"桂枝加龙骨牡蛎汤"来治疗，开创了用收涩药治疗遗精早泄等疾病，有些学者对此过度迷信，到目前为止还看到一些人在用本方治疗男子失精病时夸夸其谈。然而本方用于临床效果并不理想，特别是江南多湿之地，患者脾胃多虚不运，清阳失升，乱用龙骨、牡蛎造成脾胃运化不利的情况已是常见。而用补运脾促升发，合用菟丝子、覆盆子、山茱萸、金樱子等固肾养精的药结合为用，治疗滑精、遗精效果反而疗效确切。但治疗失精，用固涩的治疗是必要的，只是不必局限于龙骨和牡蛎。如清代的沈善兼，他的"固精补肾丸"（熟地黄、枸杞子、山药、杜仲、巴戟天、山茱萸、覆盆子、小茴香等药组成），临床治疗效果就超过桂枝加龙骨牡蛎汤。

本案重用仙鹤草，亦是取其收涩之性，结合固肾药以收涩精气，仙鹤草除了收涩之外，还有疏散之性，适合于江南多湿之地。所以方无好坏，药无贵贱，对症就好。

笔记55：痛经

★痛经

项某，女，39岁，温州人。

医院查患子宫腺肌症，行经疼痛难忍，面暗色斑。舌红，苔白稍腻。脉沉细弱，右关寸无力，两尺弦涩稍数。

生黄芪60g	苍术30g	生白术30g	陈皮20g
菟丝子30g	巴戟天20g	狗脊30g	益母草30g
当归15g	威灵仙30g	皂角刺10g	败酱草50g

子宫腺肌症是由于肾气失调，致使子宫内膜未长于常处，逢经期，经水不得外泄而痛。病情不外病标瘀毒，病本元气亏虚，再加久痛之病，忍痛亦伤元气。

本患脉沉而涩，体虚无力运血成瘀。治以补气固肾升发阳气治本，攻坚散毒治标。但用药应和纯，寒温别太过。

吴南京分析：

子宫腺肌症，不外虚、瘀、毒。病情因虚生瘀，因瘀化热生毒。但目前的主流治疗是用莪术、三棱、川芎、水蛭等破瘀药为治，很多患者是病没治好，元气已耗散。可悲，可叹。

患者见脉象沉细弱，而尺脉涩而偏数，这说明了患者一方面是气血两虚，另一方面是下焦有瘀热毒互结为患。可以看出气血两虚无力升清阳，清阳下陷，使下焦瘀阻生热化毒。另外，患者见舌苔偏腻是有湿阻，可知这湿亦是因为气阳两虚无力升清造成。治疗之根本在于补气温阳促或发。针对下焦的湿瘀热毒进行分消。但患者见沉细弱脉，不适合用渗利药，而是以运化中焦湿邪为治。方中的威灵仙、皂角刺两药，有散结通脉之效，又有燥湿化痰之功，特别是威灵仙一药，和补气温阳药合用，能促进清阳的升发，从而解决下焦的困阻。

子宫腺肌症，笔者治疗较多，颇有心得。记得治疗一例安徽患者，找我就诊时已见元气困顿，精神萎靡。开始在义乌待了两三个月，通过精心治疗，病情得到控制，精神如常人。后来到了杭州，因家里有事，1个月里，时常和人聊天到午夜两三点。后又因冬天大寒，严重风寒外感。过年时在家里和爱人天天吵架，时常吵架到天亮。因此病情又复发，病得没了半条命。

本病之难治，难在元气亏虚上。切记别破血太过。

★痛经

高某，女，36岁，安徽合肥人。

经前恶寒，经后恶热，心悸失眠，不时腰酸，体胖闭经，面黄颧红，潮热，汗出，便虎头蛇尾，量多。舌暗瘀斑，苔腻，齿痕。面部痤疮。子宫腺肌症，逢经期痛不可忍。

| 苍术30g | 陈皮20g | 生黄芪50g | 败酱草50g |

菟丝子30g　　巴戟天30g　　狗脊30g　　　　益母草30g

威灵仙20g　　炒山药30g　　延胡索20g　　　皂角刺10g

子宫腺肌症的发生，主要是由于肾虚血瘀。本患36岁已见绝经期的更年期综合征的症状，肾气大亏，但瘀毒引起的腹痛难忍势必解决。攻瘀解毒之药皆伤元气，补药又助病邪。针对此种情况，攻病解毒治标是当务之急，补体以守其内，所以治疗重在攻瘀解毒。

吴南京分析：

笔者治疗子宫腺肌症较多，本患是最严重的一例。最主要的原因是病情严重，病情寒热错杂，又身体元气大亏。

本患经治疗疼痛已除，身体元气也有所恢复，但后来因为家里环境不好，心情很不愉快，加上熬夜、受寒等因素，病情又反复，后结合针刺内关、血海、三阴交等治疗，疼痛是得以缓解，但患者的生活环境因素，不是一个医生所能解决的问题。

子宫腺肌症，有医称为子宫肿胀病，治以活血化瘀。但笔者则认为本病是先天元气亏虚，造成阳气下陷，才使子宫肿胀，所以治疗时应注重补肾升清，活血化瘀也是在补肾升清的基础上进行，而不是片面的活血化瘀。很多患者因为疼痛严重，服西药止痛，使脾又受损，后天化源不足，脾肾两虚的症状也非常明显，如果体虚再攻破，实难从根本上解决子宫肿胀的问题。

另外，治疗子宫腺肌症，一定要重视清热解毒的应用。瘀血郁阻长久，必会化热生毒。有的患者疼痛如刀割，且月经恶臭，这是明显的热毒内结，如果不加用败酱草等散结解毒药治疗，效果往往不理想。

★痛经

梁某，女，29岁，上海人。

经期小腹痛，面淡暗色斑，便溏，腰酸冷，经期口干渴，烦躁。舌尖边红。脉沉细涩数。医院查患子宫腺肌症。

败酱草60g	益母草30g	狗脊30g	陈皮20g
生黄芪60g	苍术30g	菟丝子30g	巴戟天30g
炒山药30g	补骨脂30g	鸡血藤30g	

面淡、便溏、腰酸冷、脉沉细是为气阳不足；面部暗斑，脉涩是有瘀；经期口渴、烦躁、舌尖边偏红、脉数是为有热。可知病情演变是阳虚不运血，瘀阻化热生毒。治疗以补气温阳为本，清透血热解毒为辅。经期腹痛，在于行经期间阳气偏盛，热势加重，再辅以三七片等通利祛瘀退热。

吴南京分析：

子宫腺肌症是一种颇难治的疾病，病之发生在于虚，因虚生瘀再生热化毒。治疗上单纯用补不行，只会加重病情；用攻亦不行，只会使元气更虚。但目前的治疗，大多还是局限于活血化瘀为主，特别是三棱、莪术等破血药的大量应用，对于局部的肿块虽有一定的治疗效果，但往往患者的身体元气被破血药治得很虚弱，不敢再治。

治疗子宫腺肌症一定要先审元气的虚实，再定攻血散结药的用量。另外，还得重视热毒的问题，瘀血日久，会化热生毒，特别是行经期间，阳气偏盛，热毒往往很明显，所以治疗之时一定要重用散结解毒药以治标之热毒。

子宫腺肌症的肚子疼痛是随着月经量越多越痛，这是因为子宫内膜移位到别的地方中，月经期间子宫内膜要脱落，但又无法下排才造成疼痛难忍。所以行经期间的剧烈腹痛，一定要重视化瘀止血的问题，可用三七片、云南白药等辅助治疗，而处方用药上要温化和清热解毒一并合用，如用桂枝和败酱草配合等。

针刺治疗痛经是有效的途径，在行经期间可针刺血海，强刺激；如见心烦可加太冲；见呕可加内关。

★子宫腺肌症

王某，女，49岁，横店人。

月经量多，月经里夹着大量血块，行经腹痛严重，便秘。舌红，苔稍滑。脉沉细弱，稍涩浊，偏数。

拟：健脾补肾，活血理气。

生黄芪50g	生白术30g	陈皮15g	炒枳壳15g
香附15g	狗脊30g	菟丝子30g	覆盆子30g
皂角刺15g	延胡索20g	益母草30g	仙鹤草50g

患者年近半百，肾气已不足。然肾主生殖，子宫病也为肾之病变。肾虚不固则月经量多；肾司二便，则大便不畅而秘。症状中虽见有瘀血之象，血之瘀阻亦由肾虚气化不足无力运血所致。但脾为后天之本，服补肾药也要通过脾的运化才能起效，所以健脾也为必然之法。综观全局，患者由虚致瘀，虚为本，瘀为标。

吴南京分析：

治疗子宫肌腺症，一定要重视脾的运化问题。因为本病疼痛难受，很多患者都选择西药止痛，如布洛芬等药。这类止痛药很损胃，很多长期服用止痛药的患者都见脾胃的运化功能很差。

另外，对于本病的治疗，活血破瘀药一定要少用。本病的病标是瘀血闭阻，常常要用到三棱、莪术、水蛭等药性较猛的活血破瘀药来治疗。活血破瘀药的药性越猛，对气血的耗损也就越大，所以在用药量上一定要注意，切不可过量使用。否则元气耗损，清阳不能上升，病情更加严重。因为本病的发病之本在于体虚清阳失升，使下焦气血不通，郁滞久了化热生毒，才生本病。所以治疗本病，在组方用药上一定要全方位综合考虑，而不能见瘀就猛破。

患者年近50，已是接近更年期的年龄，但月经量还是大，可知月经量大会伤元气，在通经化瘀的同时要适当收涩补益。方中用50g仙鹤草，就是为了和黄芪和补肾药相配合，共同发挥固养元气的作用。另外，笔者从仙鹤草的临床应用上来看，超大剂量还有很好的止痛作用。时有见到患者月经量大的痛经，重用仙鹤草100～200g为每天剂量，药煎好后多次分服，可以固养元气，又能收涩止血。如有些患者因为月经长时间大量出血引起的妇科炎症，重用仙鹤草还有很好的消炎作用，值得重视。

★痛经

陶某，女，46岁，东阳人。

经前腹痛，行经不畅，腰酸痛如折，面暗色斑，月经血块。舌淡胖。脉沉细涩。

巴戟天30g	菟丝子30g	狗脊30g	杜仲30g
覆盆子30g	泽泻15g	茯苓50g	生黄芪80g
厚朴20g	鸡血藤50g	姜半夏15g	

气阳不足而气化不利生湿阻，湿性黏滞则血行不畅，由此痛经。因此固肾补气以促气化为治湿之本，加鸡血藤以治瘀阻之标。

元气不足之痛经，活血药切忌太过。精气耗伤，病更不得愈。

吴南京分析：

本患面暗有瘀斑、脉沉涩，是有明显的瘀血闭阻之症，但从整体上来看，这瘀阻是因为阳气不足无力运血，治疗自要以补气温阳为主。但见淡胖舌，这是有湿阻，所以温阳药不能太过，而应以药性平衡的温阳药为主，辅以化湿为治，使湿祛阳通而血行。

上方治疗十余天，患者来电话告知月经将行，原方加威灵仙30g，益母草30g，以散寒湿之邪，促使瘀阻得化。药后月经不再拖延难出，顺利排经，排瘀结血块甚多，疼痛大减。患者因见经血夹瘀结血块大量外排，心中害怕，我嘱其逢经期更要逐瘀，把体内的瘀阻顺行经之时尽可能外排，旧血祛净，才能更好地生新血。

月经干净后，治以平补阴阳，辅以疏通气血，用方如下。

巴戟天30g	菟丝子30g	狗脊30g	杜仲30g
覆盆子30g	枸杞子20g	生黄芪50g	党参30g
厚朴20g	姜半夏15g	苍术20g	鸡血藤30g

虽见阳虚，但经过半个多月的治疗，又因行经时排瘀较猛，月经干净后，用

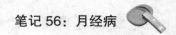

药不得太过运血温燥，而以润养为上，以免伤正。

笔记56：月经病

★经期延长

楼某，女，42岁，横店人。

每次月经量少淋漓10余天才净，心烦失眠。舌淡暗，尖稍红。脉沉细弱稍数。

党参30g	苍术30g	陈皮20g	炒白芍20g
枸杞子30g	覆盆子30g	菟丝子30g	巴戟天15g
桑叶30g	鸡血藤30g		

肾主生殖，肾主封藏。月经淋漓难净为肾虚不主封藏。心烦为肾虚不藏虚火上扰心神。治得固肾敛阳为主。肾气得固，阳气得敛，则诸症自除。虽见有上焦之火，但清上焦之热不得太过，以免损中焦元气而不利补肾。

吴南京分析：

患者见舌淡、脉沉细弱，一派虚象，治疗自是补肾固精为主，而不得以收敛止血为治。因为体虚之人血行不畅，治疗时不仅不能收敛止血，反要活血通经以行血畅血。

月经淋漓难净，从西医学角度理解，是黄体功能不全，造成子宫内膜不能完全脱落，每次脱落一点来一点月经，所以才会淋漓难净。加用活血药，可以促进子宫脱落，从而缩短行经期。但每一个周期都是肾中阴阳两气变动的结果，患者找我治疗时，逢经期第六天，于是用大剂固肾填精之药以固涩肾气。特别是桑叶一药，质轻而浮，性凉而清，和巴戟天、党参合用则可升清阳，促使气机升发；和枸杞子、白芍相伍则可养阴血而除烦。

患者用药1周，复诊时，心烦失眠已除，在原方基础上加黄芪50g，益母草30g。等到月经前三天，再加红花15g，连服四五天。后来患者月经时下拇指大瘀块数枚，行经1周干净。再调补2个月，一切均安。

对于女人月经淋漓难净的治疗，一定要先查原因。有的患者是体内瘀滞严重造成的，比如子宫腺肌症、子宫肌瘤，治疗得散积攻坚。而有的患者是阳气亏虚，无力升发，治疗得补气温阳以促固摄，不可一概而论。

但见月经淋漓就用止血药，这是千万不可的事，除非血量大，止血以保命才可用收敛止血。否则强行止血，反使体内瘀滞成病，到时变症百出，使病情变得更加复杂。另外，平时治疗一定要重视活血化瘀，出血必有留瘀，月经淋漓难净之人，多有瘀滞在体内，平时治疗一定要考虑到消瘀。瘀滞不化，月经难净。

★经中期出血

吕某，女，27岁，横店人。

月经先期，经中期出血，腰背酸痛，面暗色斑。舌红苔薄，有瘀斑。出血有血块。

拟：补肾固经，和血通络。

狗脊30g	川续断30g	菟丝子30g	鸡血藤50g
桑叶30g	巴戟天30g	益母草30g	生黄芪50g
黄芩20g	陈皮15g	柴胡10g	苍术20g

女人月经有卵泡期、排卵期、黄体期、月经期等周期性的变化，这个变化规律是由肾中阴阳两气主持，所以《内经》说肾主生殖就是这个道理。两次月经之间是排卵期，这个时期出血的主要原因为肾中阴阳两气过渡变化不顺。从本患来看，主要原因为肾虚不固、血瘀化热导致内热太过，迫血下行。治疗以固肾为本，调血为辅，辅以清透伏热，使血不乱行。

吴南京分析：

对于经中期出血，很多人用凉血止血来治疗，这是不对的。经中期为排卵期，是阴极转阳的过程，如果阳虚则会使排卵期后的体温难以上升，这是不孕的一个主要原因。经中期的出血非月经之经血，用凉血冰伏来强行止血，会形成瘀血内阻，还会伤阳，使清阳下陷。瘀血阻久会化热，加上阳气不升，就会迫血下行，用药虽能止血，但下次排卵期还是一样的出血，并且因为瘀血内阻，反使病情变得更复杂。

本患肾虚明显，阳气无力升发，使血下行。且出血见血块，这是瘀血内阻之证，所以治疗当以补肾活血为治，加补气升阳以提气机上升，再把内阻的瘀血化开，把伏热散开，血才能止。切不可用凉血止血来治。有瘀内阻，再用凉血止血，只会使瘀血加重。

药用狗脊、川续断、菟丝子、巴戟天补肾固精，促使肾的封藏；黄芪、桑叶、柴胡补气升阳，以提气机，使下陷之气得以上升；益母草、鸡血藤通经和血以祛瘀；桑叶、黄芩、益母草清透伏热。

患者药后未见止血，反见出血量加大，排出瘀血较多，更加三七粉，每次5g，每天2次，配合治疗。治疗近半个月，瘀血使净，去三七粉、鸡血藤两药，又服药近1周血才止，嘱再服药巩固。自此之后，未再见经中期出血。

★ 月经紊乱

杜某，女，43岁，横店人。

面色不华，手足心汗出严重，气温稍降则背难受，身上衣物稍紧则气喘不利。月经淋漓难尽，周期错乱。舌淡暗，苔滑腻。脉沉细弱稍涩数。

菟丝子30g	覆盆子30g	枸杞子30g	狗脊30g
巴戟天30g	杜仲30g	生黄芪50g	苍术30g
陈皮20g	紫苏叶20g	生姜20g	黄芩20g
益母草30g			

阴阳两气平衡，使之转换正常是维持女人月经正常的根本。本患虽见周期错乱，但仔细分析还是肾气亏虚为根本，肾虚生湿，郁热外冲则手足汗出；肾气充足则元气可固。衣服稍紧则气喘不利，是肺主皮毛，肾虚肺气不纳，从而宣肃失节而成。治疗杂症要从错杂的外在症状中探寻核心根本。

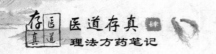
吴南京分析：

背为阳之腑，天气降温则阳气不布，所以背就难受。肺主皮毛，主一身之表，衣服一紧则毛窍紧闭，于是见肺气不利的气喘。但肺气之根在肾，所以结合舌淡暗、脉沉细弱、月经淋漓难尽等情况，可知这是肾气大亏，治疗当以补肾固精，宣肺通阳。

患者阴阳两虚，但由于湿阻明显，用温药反不能太过。治疗上还要运中化湿，并且用辛散药通阳于外。所以在大剂补肾药中，加用紫苏叶、生姜以通阳。用紫苏叶、生姜通阳，又用黄芪固表，使肺气得以通利，腠理才会致密。如果用药不用辛散通阳，反用附子、肉桂温内阳，反使药热和湿相合成湿热。因为患者的阳气不通于外，一是肾虚无力通阳外出，二是湿邪阻滞气机。紫苏叶、生姜不仅是风药可以通阳外出，且这两药又是很好的运中化湿之药，在外可以散寒祛风，在内可以运中化湿，通阳外出。

脉象见数，所以加用黄芩、益母草疏散郁热，降潜气逆。且患者月经淋漓难尽，多有瘀滞没化，益母草活血利湿，散瘀滞。

治疗湿阻又见肾气亏虚，在补养阴精方面以菟丝子、女贞子等药为好，补而不润腻；另见阴虚有热，则以熟地黄、生地黄等药性润腻者为好。有人说我为什么不用熟地黄，因为浙江的天气，一年中一半时间在阴雨中度过，疾病多挟湿邪，腻药实不宜多用。

★崩漏

杜某，女，44岁，横店人。

每逢月经，经血崩流，三五天后淋漓不尽已数年。面暗，胃和十二指肠溃疡，宫腔积液。舌淡暗，边有齿痕，苔稍腻，瘀斑。背胀。脉沉细涩浊稍数。

拟：补气固肾。

生黄芪50g	苍术30g	厚朴20g	干姜20g
菟丝子30g	覆盆子30g	枸杞子30g	杜仲30g
仙鹤草50g	荆芥15g	鸡血藤50g	黄芩20g

气阳主固摄、升发，气阳不足则无力升清，湿浊下阻而患宫腔积液。阳气不升则下陷，导致经水崩流不尽。从患者的背胀、脉沉、舌暗分析，为阳气亏虚无疑，治疗得补气固肾以促阳气升发治其本；气阳不足则无力运血而血瘀，瘀阻化热，热势下陷则崩，肾气不固则漏，所以用一味黄芩以祛湿热治标，荆芥合补气温阳药以升清阳。

吴南京分析：

本案病情很简单，看起来不外就是脾肾两虚，封藏不足，但就是久治不愈。患者四处寻医，听医生们都说是肾虚、气虚，可就是没有效果，患者亦是很困惑。其实，关键在于没有活血化瘀。崩漏出血，必会有留瘀，瘀血内阻，新血不生而人更亏虚；瘀血内阻造成出血不止。所以治疗崩漏病，在出血量大时要固涩止血，但血止后，一定要活血化瘀，特别是月经淋漓不尽时，更要考虑到瘀血。如果用炭类药强行止血，血止后不再化瘀，反使瘀血内结，病就久久不愈。

如果见患者出血中有瘀结的血块，可用三七粉、云南白药等配合治疗，起到协同作用。如果见舌红脉数，这是有热，可用大剂生地黄凉血止血，有瘀可用益母草。总之，出血一定要考虑到瘀滞问题。出血日久，脉象见数，则要考虑热毒的问题，西医学称为炎症，如果炎症不治，崩漏很难治好。

用菟丝子、覆盆子、枸杞子、杜仲、仙鹤草固精涩血；黄芪、苍术、厚朴、干姜、荆芥补中益气，升提气机。鸡血藤养血化瘀，使瘀血得化，黄芩清热毒，因为瘀血久留，多要考虑到化热生毒的问题，患者虽说没有明显的热毒，但脉象见数，用药不能过温。而荆芥用生药，不用炭制。荆芥炭的作用在于收涩，而生荆芥在于升发。

★闭经（多囊卵巢综合征）

项某，女，25岁，金华人。

体胖，闭经，查患多囊卵巢综合征。舌暗红多津。脉沉细弱稍弦涩数。

生白术100g	厚朴20g	陈皮20g	茯苓50g

狗脊30g   菟丝子30g   巴戟天30g   泽泻15g

鸡血藤50g   威灵仙20g

前医治以破血不效，其实本病根本在于肾气亏虚，破血是攻其无故。肾虚则脾不运，故而重用白术健脾祛湿以治标。但卵巢中的实质性病变已发生，加鸡血藤、威灵仙攻散。

本病之治，切忌攻散太过。

吴南京分析：

本患从中医学分析为痰阻闭经，痰湿的生成，是因为气化不足和脾虚不运，治疗得补肾促气化和健运脾胃为根本。但很多患者心急，一见月经没来，就急着就诊，医者见病家急，用大剂破血之药以攻散，药后月经至，停药则更闭。

要知阴阳互根之义，破血太过则阴血耗损，阴损则阳亦亏，以至于气化不利而生痰湿。如果医院已经确认为多囊卵巢综合征，见中医处方中以大剂红花、川芎、桃仁、三棱、莪术、水蛭等药为用，一定不能过服，笔者治疗本病较多，都是攻散太过伤了元气。

本患药后见腹泻，治疗1周后，于处方中加炮附子20g，桂枝20g。治疗月余，患者体重下降十余斤，月经至。月经一来，又加红花15g，桃仁15g，益母草30g，因利导势，排逐内瘀。患者先后治疗3个月余，体质下降近20斤，随访月经已正常。

治痰和治湿不同，痰和湿虽为水，但痰性黏滞是水之稠结，而湿则是水气。所以治痰得重视散结攻坚，而治湿要重视三焦通利。本患痰湿并重，所以燥湿和渗利并重。用五苓散，不用桂枝而用威灵仙，在于威灵仙的通十二经和散结之力。治疗1周，痰湿已动，再加用附子、桂枝之大温大热之药，和白术、泽泻、茯苓的伍用，以使痰浊速祛。

治痰湿见邪重时，温阳药不太能过，即使阳虚证明显，也要与一定比例的化湿药相伍为用，否则药之热和痰湿互结而生湿热，使病情变得复杂。

★月经不调

徐某，女，35岁，金华人。

经中期出血，面暗，腰酸，腿胀重，大便干结。脉沉弱稍浊数，左脉偏弱。舌淡，中根苔厚腻。

生白术30g	厚朴20g	枳壳15g	生黄芪50g
当归30g	狗脊30g	菟丝子30g	巴戟天30g
益母草30g	茯苓30g	紫苏叶30g	

经中期出血的原因很多，但从本案来看，无外乎肾虚湿阻，气机不畅，故而大便干。所以治疗经中期出血，不能见血就用凉药止血。出血必有留瘀，瘀血不除，郁于体内日久化热，又引发再次出血。所以治疗经中期出血，必要活血化瘀。

吴南京分析：

经中期，其实就是排卵期。育龄女性的排卵期是月经周期中阴极生阳的转化过程。很多中医将经中期出血归于血热，治疗大多用凉血止血药。不知其病有气虚不摄血、阳虚无力温煦、痰瘀之邪内阻等原因使阴阳转化不利。

本患明显的脾肾两虚，升清无力（腿胀重是气机下陷之表现），虽见大便干结，亦一样不能用通利之药来通大便，以免使阳气更陷，阴阳转化更不利。患者就诊时正处于经前期，所以加大活血药的用量，在行经之时服用，使内在的瘀阻得以顺随月经而排。加用紫苏叶，是考虑患者行经之时气机下泄，用来促使气机升提，且能防外感。

月经干净后，治以固肾养精、补中益气。药用枸杞子、菟丝子、覆盆子、狗脊、杜仲、肉苁蓉、党参、黄芪、生白术、紫苏叶、当归、火麻仁诸药出入治疗，次月排卵期已无出血现象。患者原来暗黑的面色也转红润，大便润畅。

调治女人月经病，一定要考虑月经每一个周期的阴阳两气变动情况，而不是见血用凉药，可惜现在很多中医，连女人月经周期变化的内在问题还没有弄明白，实在可叹。

★ 经期浮肿

马某，女，24岁，杭州人。

月经先期7天，行经水肿，心烦，失眠，痛经，恶寒，面色萎暗。舌淡苔腻。脉沉弱而涩。

桂枝15g	当归20g	鸡血藤30g	生黄芪60g
菟丝子30g	狗脊30g	巴戟天30g	泽泻20g
益母草30g	苍术30g	厚朴20g	茯苓50g

本患因月经先期，又见心烦、失眠，前医治以清热凉血。但见面萎暗、脉弱、舌淡之症，必是气阳不足无力气化，行经时气血下行，更无力升发而为水肿。水湿内阻化热扰心才见心烦不眠。治以运脾固肾、利水运湿。阳气得固，血自畅行，治疗2个月，诸症均除。

吴南京分析：

有很多中医师，见月经先期就定为血热，治以凉血；见月经后期就定为血寒，治以温阳。几乎成了一个定局，一些名气颇大的老中医，亦一样的机械套治。本患的月经先行，又见心烦失眠，自是更用清热凉血为治。但如果结合痛经时的恶寒、面色萎暗、舌淡苔腻、脉沉弱等症状，可见上焦之热，是因为湿瘀之结所化的热，而不是血热。因为血热必会见舌面芒刺，舌尖绛红等热症，何况本患脉不见数，尿不见黄，又何来血热。所以治此热不在于凉血，而在于化湿，因为热为湿所化，湿祛热自祛。方中虽有黄芪、桂枝升阳，但还有泽泻、茯苓、益母草降利祛热。

至于月经先期，是因为气血亏虚造成，而不是血热。

患者服药数剂，月经将至，小腹痛开始，于原方加威灵仙30g，干姜15g。药后疼痛明显缓解，人亦不恶寒，行经期下瘀血块甚多，自后痛经不再。

患者阳虚湿阻明显，治疗的重点自是温经散寒以祛湿滞，这才是解决痛经、行经水肿的根本治法。切不可因见月经先期就断为血热而用寒药来治疗，否则只会更伤阳气，水湿更不化，痛经永不得除。

 笔记57：妇科杂病

★宫颈糜烂

赵某，女，32岁，横店人。

宫颈糜烂，乳房小叶增生，面色萎黄，腰酸痛，数次流产史。月经血块，量多。舌淡红，苔腻。脉沉细弱稍涩浊。

拟：补气升清，调血通络。

生黄芪50g	苍术30g	陈皮15g	黄芩20g
石菖蒲10g	荆芥15g	干姜20g	败酱草30g
鸡血藤50g	狗脊30g		

从面色萎黄、腰酸痛，还有数次流产史，脉沉细弱等症状综合分析，可知患者元气亏虚无力升清。清阳不升则湿邪下阻，日久化热毒而成宫颈糜烂。治疗的核心在于脾，脾胃得运，湿邪自解，清阳得升而糜烂可除。如一见糜烂，重用清热解毒药，反更伤阳气，下焦湿邪更重。

吴南京分析：

女人流产如果不加以保养，多成难治之症，并不是说流产不保养就会生绝症，而是流产后人的元气必伤，如果不及时调养，元气亏虚，会变症百出，使病情变得复杂。治病之难，难在虚证。

患者因久病懂医，见我处方中用黄芪、干姜等温药，而用于清热毒方面，仅用了黄芩、败酱草两味药，觉得很是可笑，说以前找中医治疗都是用大青叶、板蓝根、黄连、黄柏等很多清热解毒药在治，且一吃药就见白带好转，有时阴部瘙痒也一吃药就不痒。我反问患者为什么这么好的药，还久久治不好病，患者无言以对，将信将疑地抓了1剂药试试看，没想到1剂药服后，腰酸痛就大见好转，人也明显的觉得有精神。

1周后，患者复诊，询知月经将来，原来每次月经前乳房胀痛也有较大的缓解。于是原处方加益母草30g，威灵仙20g，嘱其一直服用到行经第三天来换药方。

糜烂必有湿，湿阻阳气，清阳无力升发，湿邪下陷时日久了才成糜烂，治疗的根本在于湿，而不在于热毒。因为热毒是因湿所化，亦依附于湿，湿一祛，热毒自祛。可当前治疗宫颈糜烂，重用苦寒的清热解毒药，已成一种风气，牢不可破，真是可悲。

★老年性阴道炎

吴某，女，58岁，东阳人。

阴道痒，白带量少，医院检查清洁度（+++）。面色萎黄，神疲无力。舌淡暗多津。脉细弱偏涩。

拟：健脾固肾，养血祛风。

生黄芪50g	苍术30g	陈皮15g	黄芩15g
干姜15g	荆芥15g	益母草30g	菟丝子30g
枸杞子30g			

年老肾疲，无力升发，脾以主升发，此患实为元气亏虚无力升清，清阳下陷，湿浊下阻生湿热。治疗得补中益气和清热燥湿合用。但考虑患者年近花甲，佐以菟丝子、枸杞子二味固肾气，以免升提太过。

治炎必要治湿。

吴南京分析：

无湿不成炎，一切炎症都有湿，即使虚风血燥见症的炎症，一样也有湿的成分存在。老年性阴道炎，亦一样是局部的湿热生毒。不外在治疗上要考虑老年人肾气亏虚的问题。

本患见气虚不足，升发无力之症，可知是因为清阳下陷引起，治疗的根本还是要补气升清。但见脉细弱，则加菟丝子、枸杞子两药固养肾精以生阴血。

女性阴道在常润，老年人，因为气血亏虚，使滋润阴道的体液减少，加上老年元气虚，无力升发，使湿邪下陷，郁结成湿热毒而生炎症。这和一些见身体虚弱的育龄期女性的阴道炎是一样的，古人所提的虚风血燥成炎，并不是说老年人的阴道内就没有滋润，只是比起年轻人要干涩些罢了。如果真是燥，比如沙漠中的尸体，也会风干成木乃伊，根本不可能会有炎症发生。

对于中医学上所说的燥性炎症，如一些见皮屑脱落的皮肤病，治疗上也不用玄参、生地黄、麦冬等养阴为治，只是从客观表现出来的一些燥象才称之为燥。像银屑病，局部瘙痒脱屑严重，从中医学角度上来讲也称为血燥，但治疗上用养阴药效果并不理想，笔者用大剂散结解毒为主，加用活血化瘀和运中化湿来治疗，效果反而很好。所以治疗老年性阴道炎，切不可被血燥一语就只用养阴，而是要重视湿热毒邪。

★妇科炎症

毛某，女，36岁，丽水人。

卵巢囊肿，宫腔积液，右侧少腹痛，面色淡暗。舌淡苔厚。脉沉细弱稍弦涩。

生黄芪50g	苍术30g	陈皮20g	茯苓30g
紫苏叶30g	桂枝15g	鸡血藤50g	益母草30g
败酱草30g	菟丝子30g	狗脊30g	巴戟天30g

面色淡暗、舌淡苔厚，是阳虚生湿。阳主升发，阳虚则升发无力，湿邪下陷而形成囊肿、积液。所以补气温阳促进气机升发才是治本之道。湿重则血行不畅而生瘀，所以治疗炎症不单纯以清热解毒，一定得辅以活血化瘀，标本兼治才为正治。

吴南京分析：

阳气升发的原动力在于肾，而制化在于脾。

脾主升清，但如果没有足够的肾阳，脾则不能健运，也不能升清阳。所以阳气要升发，一定要重视肾气。本患见沉细弱脉，这自是肾气不足，治疗的重点在于温补肾气，再加黄芪、桂枝、紫苏叶以促进气机的升发，这才解决下焦的湿阻之困。切不能因西医的一个炎字就乱用清热解毒药。要知妇科炎症所发生的部位都在下焦，没有湿邪是不可能发炎的，所以妇科炎症不外湿热化毒，热毒由湿阻日久所化生，所以治疗的根本在于祛湿。而治湿之要在于肾的气化和脾的运化。所以对于慢性妇科炎症，运脾补肾是根本。

另外，对于妇科炎症的治疗，要审湿重还是热重。如果湿重为主，治疗的重点在于化湿，而热重时治疗的重点在于清热毒，但化湿总是关键性的问题。比如热重，则黄芪、巴戟天等温性药要少用，可更加黄芩、椿根皮等加强清热毒的效果。虽说化湿是治疗妇科炎症的根本，但温热药切不可过用，如果过用温热药，则易使药热和内在的湿热合邪，反使炎症加重。本案患者湿重，而热象不明显，所以治疗的重点在于化湿，但温阳方面不用附子、干姜等热药，而是用药性温和的巴戟天为上。

见沉弱脉，利水药不能过量，一过量反使阳气下陷。有人见患者白带量多，动不动就以利湿药为治，这是不对的。《傅青主女科》的完带汤，也是在补肾固涩的基础上酌加风药的升发来止带，这给我们提供了一个很好的治疗思路。《妇人大全良方》也很重视风药在妇科炎症中的应用，这些都是很有指导意义的，可以多参考。

★更年期综合征

蒋某，女，53岁，横店人。

心烦，脾气急躁，手脚心烦热四五年。舌淡胖，苔滑腻，边多齿痕。脉沉细弱稍弦涩数。

拟：运脾和胃，温肾潜阳。

党参30g	苍术30g	陈皮20g	姜半夏15g
茯苓30g	菟丝子30g	巴戟天30g	牡丹皮15g

丹参30g   赤芍15g   泽泻15g   白茅根50g

患者自诉近年服生地黄、玄参无数，服时稍好，药后更烦热。手心通心，脚心通肾。患者年过50，肾气已亏，此热实为肾虚无力纳阳为患，清热养阴太过则伤脾胃，脾虚失运，湿邪内阻，阳气更不得纳。治疗在和胃运脾的基础上，与甘寒辛寒合用，以养阴通脉，加一味巴戟天则阳入阴自纳于肾。患者自诉服药1剂手脚心热除大半，观此知纳阳之不易。

吴南京分析：

见热用凉药这是常理，本患有热，但从舌脉上来看，是阴阳并虚，单纯用寒凉养阴，自退不了阳。肾为一身阴阳之根，阳潜于阴中，才能发挥其正常的生理功能，虚阳上浮，扰心神则见烦躁，阴虚无力制约相火，则肝气上冲而易怒，治疗要使上浮之阳气潜纳于肾，才能发挥正常的生理功能，脾胃才能健运，上浮阳气下潜的道路才能通畅不滞。患者见舌苔滑腻，这是明显的水湿闭阻之象，不运脾化湿，湿阻体内，郁结化热，使上浮之热不能下降，内阻之湿热又上扰，于是上焦之热就越来越重，心烦更不得愈，所以运脾化浊是一个很重要的治疗原则。

体虚又见湿阻，血行必不畅，用清凉退热之时，可选择凉血清心的活血药以通血脉，血运畅行，又能促进湿浊的运化。

更年期综合征见心烦易怒的热邪上扰之症状，很多中医治疗以寒凉药，这是一个很大的误区。阴阳互根互用，过寒则伤阳，阳弱阴重，阴阳失和，于是变症百出。

教科书上，把疾病分成好几个证型，试问，又有多少病是和书中的证型一样的？现在信息发达了，很多患者自行到书店里买来中医方面的教科书，或在网络上搜索相关的资料，结果一头雾水，很多疾病看起来是这个病，看起来又是另一个病，像这个证型，又像是另一个证型。治病求本，本就是病机，针对病机去治疗才能治好。

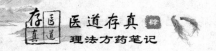
★ 更年期综合征

陈某，女，50岁，横店人。

体热难受，潮热汗出，咽干，少饮则咽痛，关节痛。舌淡苔稍腻，边有齿痕。脉沉细弱涩浊，稍数。

党参30g	苍术30g	陈皮20g	干姜15g
补骨脂30g	菟丝子30g	杜仲30g	肉桂3g
桑叶30g	黄芩15g	天花粉20g	鸡血藤50g

体热、咽干痛，同时又见舌淡、脉细弱、舌苔腻、舌边齿痕，是脾虚湿阻，所见热象，一是虚阳不固，二是湿阻化热。治疗以温肾潜阳，阳潜于肾之下焦，才能发挥正常的生理作用。桑叶清肺顺气以生水，同时以外透热邪；黄芩、天花粉直折清养，以顺阳下降。

吴南京分析：

本患的情况最易用养阴生津来治，如果养阴不效，再用清火药合养阴药，再不效，则无可奈何。

咽干之症，有阴虚于上，有阳浮于上，还有郁火炎于上，更有津液不能上承。患者肾虚无力气化蒸腾，则脾虚。脾主升清，清阳下陷，残阳上浮。脾虚则生湿，湿阻所化之热上浮不能下降，日久灼伤咽中之阴津。所以治疗上浮的郁结火邪，得清养、疏散、苦折，用桑叶、黄芩、天花粉三药合用以治之。

患者脾虚证出，这样的体热一定要考虑到气虚不固，所以治疗必要补气健脾，这是李杲所说的"甘温除大热"之要义。所以用党参、补骨脂、菟丝子、杜仲合用，共起温补固阳。

阳虚明显，但外越之势亦明显，有前医治以附子取效，但患者咽干痛，所以温阳药还是选择药性缓和的补骨脂、杜仲、菟丝子为组合，酌加少许肉桂，以达温补下阳的目的。

关节痛，主要在于气血不足，关节失养。所以不能治以祛风湿止痛，亦不能治以活血止痛，而是只加一味鸡血藤的通养之性。使气血充足，关节得养才是正治。

★黄带

刘某，女，41岁，北京人。

小腹及肛门坠感，白带色黄量多，不时腰酸，面暗有色斑。舌淡暗，尖边偏红，苔厚腻。右脉弱，左脉沉浊。

炒山药30g	芡实30g	黄芩15g	陈皮20g
紫苏叶30g	苍术30g	鸡血藤50g	生黄芪50g
菟丝子30g			

带下俱是湿，湿之下注，主要是因为气虚无力提升。脾主升清，主运化，所以治疗带下病无不从脾胃入手。本案虽见黄带，但不臭，脉象亦不数，尚未化热，治疗时不得一见黄带就用寒凉。

以补气运脾升清为本，辅以固摄收之。

吴南京分析：

《傅青主女科》创"完带汤"，后人治疗带下病多宗之。完带汤以人参、甘草、白术、苍术、陈皮补气运中，再加荆芥、柴胡以升清，以达补中益气升清阳的效果。另外加山药、白芍以复阴。但本患湿瘀互结很明显，且有明显的气机下陷症状，完带汤中有利下的车前子，已不再适合本患。于是笔者重用黄芪补气，苍术、陈皮、紫苏叶以运中化湿而升清阳；因患者见腰酸，是有肾虚之象，所以加用菟丝子以固肾气。湿阻则血行不畅，所以重用鸡血藤，一取通经活络以运畅血脉，更取本药的养血之功。另外，用药偏湿，加用一味黄芩以制约。

本患者久病已懂医，见我处方用药类似于完带汤，但又作了很大的变化，我以上述解说。

患者药后诸症大减，但腰酸缓解不明显，于原方中加狗脊30g，杜仲30g。治疗近2个月，患者像变了一个人，面色红润，面上的色斑亦消退几无。

患者湿象明显，气机下陷亦很明显，可知湿之因在于清阳不升，治疗不太适合用渗下药再陷阳气，而是以运中升提为上。但患者因见肾虚，所以片面的升提不利肾元的补养，而用山药、芡实、菟丝子以固摄，更加黄芩之寒凉以制约，防升提太过。

治病之要，在于全面分析，切忌以某一个症状就下药乱治。

★卵巢囊肿

何某，女，40岁，横店人。

月经先期，卵巢囊肿。舌红苔薄。脉沉涩浊，右脉偏弱。肩背及腰酸痛。

皂角刺10g	石菖蒲10g	益母草30g	菟丝子30g
败酱草50g	生黄芪50g	狗脊30g	苍术30g
陈皮20g	鸡血藤50g	巴戟天30g	

背为阳之腑，腰为肾之腑，腰背酸实为阳气亏虚。阳主固摄，阳气一虚，固摄无权，所以月经提早。阳虚无力升发，元气下陷，郁结不通，气化不利而成囊肿。囊肿，囊中之物虽为水邪，但日久必有热毒，所以治疗单纯补气温阳，反会加重化热毒，还得佐以败酱草、益母草活血解毒。

吴南京分析：

卵巢囊肿就是卵巢里面长了一包水。水为阴邪，病患又在下焦，病机不外是气阳不足，升清无力，引起水湿之邪阻于下焦，治疗不外促进气化，让水湿之邪得以化开。但目前的中医治疗，大多还是偏于活血化瘀，而轻于从气化入手。要知水湿之邪是会引起下焦的气血郁滞，但气血郁滞是水湿之邪所引起，所以治疗的重点还是湿，而不是瘀。

囊肿的外壁厚，因此用皂角刺和石菖蒲开窍散结攻坚。对于开窍药，就是药性很强的通气药。通气药里有药力较弱的理气药，如佛手、陈皮之类；较强的称为破气药，如枳实、青皮等；最猛的是开窍药，如冰片、石菖蒲等。因为囊壁太厚，没有药力很强的攻坚散结药为先导，单纯用活血化瘀药，很难治疗，所以治疗囊肿一定要重视开窍药的应用。

治疗囊肿，如果用三棱、莪术等破血药治疗太过，反伤气血而不利，用药性和纯的活血药疏通就可。

另外囊肿里面的水，郁久了会化热生毒，所以治疗囊肿一定要考虑热毒问题。就如本患，虽然气阳两虚很明显，但还是要考虑局部的热毒之邪，故而加败酱草。

女性育龄期间有正常的月经周期，如本患，在月经前三五天，有必要加桂枝之类的温药，以及茯苓、泽泻等利湿药，一直服用到月经干净为止，这是因利导势的治疗，可以明显地提高治疗效果。

★乳痈

尤某，女，34，杭州人。

乳房痛，服用抗生素3天不效，大便干结，排便无力。舌暗瘀。面淡。脉沉细弦数。

党参30g	生白术50g	杏仁15g	桃仁15g
当归20g	厚朴20g	枳壳20g	杜仲30g
狗脊30g	菟丝子30g	皂角刺20g	蒲公英50g

乳痈为瘀热毒结于乳房，治疗得活血解毒。抗生素并无散血结之效果，用后虽见热退，但痛未祛除，终不效。本患见大便干结是热伤津，无力排便是热伤气。当通降大便以祛内结之热，再加蒲公英、皂角刺等散结，使痈得以消散。攻补兼施，以期全功。3剂后大便畅通，去白术，加黄芪50g。

吴南京分析：

患者因乳痈已伤气伤津，治疗之时一定要考虑到气阴并补。方中用党参、生白术、蒲公英三药补气生津。蒲公英是甘凉之药，甘凉之药，不会散阴。因见脉象沉细，虽大便干结，但不能用泻药，而是用杏仁、桃仁、当归等润药以通降，且桃仁、当归可通血，合以皂角刺、蒲公英共达散痈结之效果。因患者产后不足

1周，尚有产后造成的元气损伤，所以加用菟丝子、杜仲、狗脊等药固肾壮骨以养肾精，使治痈结而不伤身体。

虽说抗生素效果好，但乳痈还是常有发生，特别是产妇。因生产时受寒，产妇的气血郁滞不通，婴儿还没有开始吸乳，乳汁郁积不通而化热毒。见乳房肿硬疼痛，体温升高，在医院里可及时用抗生素治疗，产科医生还会让产妇用热毛巾外敷乳房，别无他法。

中医则可全面兼顾，用活血散结解毒来治疗，产后身体虚弱可加用补气血之药；如有外感没散，还可再加风药以疏散外邪；乳汁不通，可加用王不留行、穿山甲、路路通等药以通乳外出，这些都是西医所不及的。切不可一到医院产房后，就觉得不需要中医了。笔者以前在金华文荣医院创建中医科时，常到产科会诊，乳痈患者时常见到，所以有些心得。

但对于产后乳痈，一定要时时顾及患者的气血问题。因为产后患者必虚，如见痈消痈而损气血，常会使患者元气不支而生他变。切记。

★乳痈

朱某，女，37岁，杭州人。

乳房胀肿疼痛已三四日，体温偏高。西药抗生素治疗数日，乳房肿胀疼痛依旧。大便干结不畅。面色淡白，舌淡苔腻，舌面红芒刺。脉细。

蒲公英100g	皂角刺10g	香附15g	苍术30g
柴胡10g	干姜20g	鸡血藤50g	全瓜蒌30g

乳痈三四日，因用抗生素才未化脓，体温亦未见高热，乳痈毒为热毒瘀结，抗生素虽有消炎清热之功，但无散结消肿之效。大便干结为内热灼津。因患者阳虚，恐中焦过寒，加干姜温中。因脉细弱，体温亦不高，所以针对大便不用大黄，以全瓜蒌润之，更取其化痰散结之功。

吴南京分析：

患者因脉细，是气血不足之象，所以治疗上攻散之药不得太过，痈未化脓，虽用消法为治，但散结之药还是重用蒲公英、全瓜蒌，而皂角刺这类燥散攻坚之药反少用。患者舌面上有红色的芒刺，这是血分之热，清热散结的同时，必在加用活血之药以通之，但患者体弱，方中又有大量的寒凉之药，所以通血脉之药选用鸡血藤。患者见大便不通，当归有较好的润肠之用，但患者苔腻之湿象，所以不用当归之润。

乳房通于胃，而乳痈通于肝。乳房血络闭阻为患，多见肝郁伤脾胃，所以酌加香附、柴胡以疏理肝气；苍术、干姜以温中运脾。

方中重用蒲公英100g，主要以取蒲公英的甘寒之性。我小时在山村生活，因家里粮食少，常会把蒲公英和米饭一起烧，大量的吃也未见不良反应，可见本药的药性和纯。且蒲公英除了清热解毒作用外，还有很好的散结之功。患者脉细，不太适合用苦寒之药恐伤气血，而甘寒反能养阴。另外全瓜蒌亦为甘寒之性，质润滑，有很好的润肠作用。

以临床治疗上见脉细之人，用燥药一定要注意，切不可太过。燥药伤津，过用反而不好。

★子宫肌瘤

夏某，女，31岁，温州人。

经期延长，淋漓难净，面色萎黄、色斑。舌红，有两条痰线。脉沉涩浊，稍数。医院B超查患子宫肌瘤（多发性）。

杜仲30g	益母草30g	荆芥10g	苍术30g
陈皮20g	生黄芪50g	菟丝子30g	狗脊30g
当归15g	紫苏叶20g	败酱草30g	

月经淋漓难净是因为子宫内癥瘕聚积所为，治得以活血攻坚。前医用大剂活血猛攻无效，主要因为舌未细审，舌面虽没见厚腻苔，但有两条痰线，此为痰湿闭阻之象。运脾化湿为治，使痰气消，瘀阻则易解。因瘀热已见，益母草、败酱草清解即可，再强行攻坚必损体。

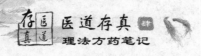

吴南京分析：

子宫肌瘤是常见的一种妇科病，但当前套用活血攻瘀为治，多见效果不显，很多患者因为过用活血化瘀药治疗，数月猛攻，肌瘤没消，元气先损。

子宫肌瘤的确见子宫局部的血瘀为患，但多有合邪。本患就是明显的湿瘀互结。舌两边往舌中间0.5厘米左右有一黏滞的痰，这是痰湿闭阻的一个重要诊断标准。脾主运化水湿，主升清。子宫处于下焦，又见痰湿内阻，治疗必是要运中化湿，使清阳得升，才能解决下焦之困阻。使湿和瘀分消，才能达到真正的消瘀，因湿性黏滞，一和瘀合邪，瘀阻就很难化开。因患者过用活血药而伤正气，治疗上自也要扶补为主，气足而能行血。气能行血，亦能生血，气血充足才能有血可运，如气血两虚，再过用活血化瘀来治疗，只会虚上加虚。很多子宫肌瘤患者经过度治疗后，常年生病，这就是过用活血散血耗损了元气。

前贤说子宫肌瘤因寒邪客于胞宫，这是很有道理的。比如性生活时大汗淋漓，稍有不慎就会受寒，俗话称为"被窝风"。或寒邪直接从阴户入体内，使胞宫血脉滞涩而生肌瘤者，所以性生活时一定要注意保暖。患者正值壮年，自有正常的性生活，于是笔者方中用了紫苏叶和荆芥两味药，一取其上扬之性以升提清阳，二是风药和黄芪等扶正药合用以防风寒。

子宫肌瘤非一日而成，治疗亦非一日而愈，切不可急于求成用破瘀药来猛攻。另外如果肌瘤体积过大，单纯吃中药治疗，效果并不是很理想，可以先用手术，手术后再调理身体。

 笔记58：不孕不育症

★不孕症

刘某，女，31岁，温州人。

输卵管积液不通，通液术后又阻，肾结石。舌淡暗多津，尖偏红，面暗色斑。

败酱草30g	益母草30g	金钱草30g	桂枝15g
泽泻20g	覆盆子30g	菟丝子30g	狗脊30g
巴戟天30g	苍术30g	厚朴20g	生黄芪50g

肾主生殖，为一身气化之根本，虚则气化不利，湿邪内阻，血脉不通，故而不孕。所以治疗取固肾养精为根本，湿阻下焦，得升举阳气以解下焦之困，合以泽泻利水下降，使身体气机升降有序，此为治湿瘀之本。

吴南京分析：

输卵管不通，有积液和粘连的不同，治疗也有差异。积液多为气阳两虚造成的湿邪阻滞，治疗重点在于补气温阳促气化，辅以活血通脉；而粘连的输卵管不通，治疗重在补气升阳和散瘀解毒。不论是粘连还是积液都有湿，气机下陷为共同病机，虽说都是用升清阳来解决下焦的湿困，但积液在于化湿，而粘连在于散结解毒。输卵管积液亦有热毒瘀阻，但热瘀阻的程度比粘连要轻，而粘连的湿邪又不如积液，这是治疗的侧重点。

降浊在于升清阳，只有气机升降有序才能祛湿。本患治疗用黄芪、巴戟天、桂枝补气温阳以升清；败酱草、益母草、金钱草、泽泻泄浊解毒以降浊。再以苍术、厚朴运转中焦之气，使气机升降的道路畅通。

治病半个月余，患者月经至，加红花15g顺经期而排瘀。

本患治疗颇成功，先后治疗不到2个月即妊娠。但终因患者元气较虚，妊娠后还多次保胎。

对于输卵管不通，当前的治疗多以输卵管通液术进行治疗，但很多情况是通液术后不久，又见输卵管阻塞不通。要知引起输卵管不通，主要的原因在于气机下陷，而不是机械地用通液术就能取效。通液术是治标之应急之法，一定要配合中药的补气固肾和调血解毒为治。如果是粘连则偏于散积解毒，积液则偏于化湿解毒，多能应手而愈。如果见通液术已经把输卵管疏通，就觉得万事大吉，不把身体的气机进行调理，清阳得不到升发，瘀滞之邪得不到疏散，实难取效。

★不育症

张某，男，24岁，福建人。

福建医科大第一医院查患甲状腺功能亢进，眼干畏光。舌淡暗，苔稍腻，尖偏红。脉沉细涩浊，稍数，左脉偏弱。

生黄芪50g	苍术30g	厚朴20g	陈皮15g
枸杞子30g	菟丝子30g	巴戟天30g	菊花20g
钩藤20g	桑叶30g	僵蚕20g	丹参30g

肾主生殖，精虫的化生需要足够的肾精为基础。本患眼干怕光、舌尖红、脉数之内热之象已见。但整体舌淡暗，脉沉细，是肾虚无力制相火，是为虚火上炎，治疗当以固肾清肝。肝气平则保肾精。然苔见腻是湿邪为患，治湿重在运脾，湿祛则补肾药才得力，是以运脾通气必辅之。

吴南京分析：

甲亢是西医的病名，很多医生一见甲亢就诊为阴虚为患。本病患之前方也是以决明子、龙骨、天麻、生地黄等清肝养阴药为治。要知肝之性是向上疏则健，最怕压抑。患者见脉沉细，且还见舌淡暗、苔腻脉浊之湿邪，可见是气化失权而生湿，湿阻则清阳失升，气机失畅不运，中焦运化不力，使肾精又弱。

肾虽说是先天之本，但不外是藏匿精气的仓库，得有肺吸纳的天之清阳，和脾运化水谷的精微进行不断的补充，肾精才能充足。所以重用黄芪以补肺气，再加苍术、厚朴、陈皮等药以运脾，再加固肾养精之药以固下元根本，这才是真正的养精之道。如果单纯以清肝养阴为治，脾更不得运化，吃进去的药都不能有效地消化吸收，又谈何治疗？

在平肝方面的选药上，也一样得考虑到脾胃的运化问题，切不可用重镇的金石之药。菊花、桑叶等药能清肝，又有质轻的升发之性，可助清阳升发，僵蚕能平肝，又是一味很营养的补品，且有通络祛痰之功。

笔者治疗甲亢之病，即使见眼凸之症，也很少用夏枯草、决明子等药过于清肝，更很少应用金石类来重镇阳气。过用重镇和清泄之法，脾不能健运，肾精必不能复。而是要顺应肝的升发之性，考虑整个药方的升降浮沉以调节五脏平衡。

★不孕症

王某，女，26岁，云南人。

医院查患输卵管阻塞，盆腔炎、粘连。腰酸痛，便溏泻，面色淡暗，手脚汗出，下睑浮肿。舌淡胖多津，边有齿痕。脉沉弱稍数。

苍术30g	陈皮20g	生黄芪60g	鸡血藤50g
巴戟天30g	补骨脂30g	益母草30g	败酱草30g
炒山药30g	威灵仙30g	桂枝10g	黄芩15g

本患一派气阳两虚之象，只有脉象稍有热象。但病之标湿阻阴重，所以温阳必要辅以化湿，湿邪不祛，单纯温阳，反易生湿热。湿热郁毒，清透解毒必要果断。治炎症虽不能拘于湿热毒，但亦必要重视瘀热毒。

吴南京分析：

无湿不成炎，有炎必有热，治炎必化瘀。这是笔者治疗炎症的一些个人观点。

本患阳虚湿阻明显，可知病情是因气阳两虚，无力升清，导致湿浊不化阻于下焦，日久化热生毒，这是本病的一个发展过程。但患者目前湿之标邪很明显，治疗上一定要考虑到湿阻和瘀热的问题，尽管热象不明显，因有明显的湿浊之邪，也要用清热解毒之品。但因患者脉沉弱，所以渗下药不用，而是用运中燥湿来化湿，酌加威灵仙和桂枝，配合黄芪和温阳药，共达升清阳的作用。

清阳得升，阻于下焦的阴湿之邪，才能从根本上得到解决。看到很多处方治疗输卵管阻塞，单纯以破瘀散结为治。殊不知破瘀散结药，越用气血消耗越严重，身体越虚弱，阳气越不升，湿阻之邪越不能祛除。

所以治疗输卵管阻塞，首先要考虑的是气阳不足的升清无力，其次要考虑湿瘀互结的化热生毒问题。除非热毒炽盛已经非常严重，患者见明显的热象，才可重用清热药来清热散结。但清热散结的治疗也只是应急的一时之用，等病情一稳定，还是要从固本升清上来做文章。

很多输卵管阻塞的不孕症患者，越治越重，甚至手术切除，很多原因就是过用抗生素和清热破血药，使人的元气消耗，清阳无力升发。

★不育症

李某，男，29岁，山东人。

结婚数年无子，医院查患脑垂体瘤，催乳素高，面色淡白偏暗，痤疮。舌淡苔白，尖边偏红。脉沉细弱，稍涩数。

柴胡10g	黄芩15g	生黄芪60g	石菖蒲10g
苍术30g	陈皮20g	僵蚕20g	延胡索20g
生麦芽50g	当归15g		

面部及舌色淡，脉象沉细弱，是为气阳不足，升发无力，肝气为之不畅。西医检查高催乳素血症、脑垂体瘤，单纯散血攻坚是攻其无辜，再从补阳气入手调治。肝郁不畅，脾土不得疏运，所以在运脾基础上更加一味生麦芽疏运之。

吴南京分析：

催乳素增高引起的不孕不育，在女性患者中常见，男性患者亦有。

本患虽见面部痤疮、舌尖边偏红，但从舌质淡、脉沉细弱来看，患者还是因气阳两虚无力升发为患。但因为患者化热之象，所以治疗上对于温阳药还不太适合应用，否则二药热会和内郁之热合邪，使病情更加复杂，所以治疗上是以补气升发以散郁火，等郁火散开后再加巴戟天、菟丝子、覆盆子诸药来扶肾之阳气。

当前治疗男性不育症，大多还是局限于壮阳为治，要知阴阳互根互用，片面壮阳，阴不能化生，必会造成弱精症等疾病。另外肝气郁结，气机失畅，脾胃就会失运，后天不足先天失养，虽说是肾主生殖，但后天无权又谈何先天之精气？所以治疗男性不育症，不能被一些男人要壮阳之理局限。

本患前医之方，多见用三棱、莪术诸药以攻坚为主，虽检查出是脑垂体瘤，片面活血散血，只会更耗气血，到头来无血可运。本患已见面舌色淡，是明显的气血不足之象。脾主生营，此时只有先调中焦脾胃，辅以疏肝散结，以缓图之，切不可一见瘤就猛攻。

笔记59：妊娠产后病

★产后缺乳

李某，女，28岁，丽水人。

产后20余日，奶汁不足，乳房不胀，恶露未尽。脉沉弱无力。舌暗多津，苔腻。

生黄芪60g	苍术30g	厚朴20g	当归20g
马齿苋30g	狗脊30g	菟丝子30g	巴戟天30g
鹿角片30g			

乳汁为血所化生，气虚则血亏，恶露未尽亦是气虚不固。治以运脾固肾以养气血，气血足则乳汁生化有源。乳房不胀是为不足，胀则不通，（不通）治以穿山甲、王不留行等通利。治病之要，辨不足有余很重要。

吴南京分析：

患者见脉象沉弱无力，这是产后元气未复造成乳汁不足，治疗在于大补气血。但因患者见舌暗多津、苔腻，这是脾虚有湿之象，用"当归补血汤"加苍术、厚朴补养气血、健运脾胃。

肾主生殖，产后患者肾气必亏，血又为肾精所化，所以加大剂固肾养精药固肾填精。

方中当归补血、通血，虽补还能通利；鹿角片有补肾养精温阳的作用，但鹿角片有很好的散血消瘀之效。当归和鹿角片用于方中，一方面补养，另一方面是可通利乳汁。

因方中重用黄芪、巴戟天、鹿角片等温热药，患者产后气血未复，防温热药过升浮；另外，患者恶露未尽还要避免感染，于是加马齿苋。另嘱患者日常多食用泥鳅等补养之品。

缺乳是产后的一个常见病，有虚有实。虚是气血不足，乳汁无化源；而实则气血郁滞不通。不足治以补养为上，稍加通利以促乳汁外排；实则疏通气血为上，辅以扶正，以免伤元气。

时下看很多人自行到药店购买通草、路路通、王不留行等药，称可以通乳。用这些通利药通乳对于属于实证的奶水闭阻不出，自可取一时之效，但亦不是全有实，还有寒邪闭阻、痰湿闭阻等原因亦会引起乳汁不通。

★妊娠腹泻

严某，女，34岁，东阳人。

妊娠2个月，腹泻半个月余，神疲，腰酸。西医治以抗生素及肠道菌群双歧杆菌等，中医治以涩肠止泻、补中益气，不效。舌尖边红，苔稍腻。脉弦滑有力。

柴胡10g	当归10g	姜半夏10g	黄芩15g
苍术20g	陈皮15g	党参30g	菟丝子30g
防风10g	杜仲30g	炒山药30g	

腹泻损人，妊娠腹泻损胎元。本患从舌脉上观之，则为肝郁腹泻，治郁之道在于和中疏肝。不外小柴胡、越鞠丸、逍遥丸参以出入。对于腹泻之人，黄芩苦寒之药更是少人敢试，不知胎元纯阳，更加肝风，肝不平则泻不止。

吴南京分析：

肝气郁滞，不仅常人会郁，孕妇一样会肝郁。肝郁之腹泻，有名方"痛泻要方"治以健脾柔肝。本案患者虽泻，并无腹痛症状，但病机相同，治疗思路亦同。

患者因泻半个月，又为孕妇，治疗上一定要考虑到胎元的问题。肾主生殖，胎元根于肾，用菟丝子、杜仲固养肾元；脾胃为后天之本，但脾胃的健运有赖于肝气的疏泄，肝郁则脾失健运，用党参、炒山药、半夏、陈皮、苍术补气健脾，加柴胡、防风以升提气机疏散肝气之郁滞。因胎性纯阳，又郁而有化热，加黄芩以清火；郁则血滞，少加当归以畅行血脉，使胎元得养。

　　患者药后腹泻顿止。

　　妊娠期间生病，不论何病，治疗上都得以固养胎元为首要。从此亦见保胎之难，再不是机械的以黄芩、白术为安胎圣药。

　　治疗腹泻，很多人见到患者有痛泻，才觉得是肝郁之泄，不见痛泻都觉得不是肝郁之泻。特别是孕妇的腹泻，更是很少人会去考虑肝郁，实在可笑。

　　要知女人妊娠后，生活会产生很大的变化，且十月怀胎，这个过程女性的生理和心理都产生了很大的变化，肝郁更会常见，这点在临床治疗妊娠病时一定要引起重视。

★习惯性流产

　　赵某，女，29岁，金华人。

　　面色淡暗，眼眶及唇周色黧黑。舌淡、苔稍腻、尖偏红。脉沉涩浊稍数，左脉偏弱。

狗脊30g	川续断30g	菟丝子30g	益母草30g
苍术30g	生黄芪50g	补骨脂30g	陈皮20g
鸡血藤50g			

肾主生殖，女人的胎、带、经、产都有赖于肾气的把持，肾气亏虚则胎为之不固而流产。然数次流产刮宫，胞宫为之受损，瘀血也因此而闭阻，所以治疗得固肾养精为本，辅以活血调经。肾气充，经水化生，气血调和而胎孕可成。

吴南京分析：

　　患者有明显的瘀血证，治疗上必要活血化瘀。但患者数次流产，肾气大亏，治疗上又得以固肾养精为主。脾胃为后天之本，脾健运才能促进食物能量的消化吸收，所以补肾的同时有必要健运脾胃。

患者月经干净后才1周左右，值阴长期，虽见脉沉、舌淡的气阳两虚，但温热药的附子、肉桂等还不适合应用，而选择药性和纯的温阳药。至于用狗脊、川续断两药，这是考虑到子宫的损伤问题。流产对女人的身体伤害很大，特别是子宫会直接受到伤害。子宫瘀阻受损伤的问题不解决，子宫的生理功能就很难恢复，因此治疗习惯性流产要重视子宫的损伤。但患者身体虚弱，用活血化瘀药得选择药性和纯的药，特别是具有补血养血功效的化瘀药。因为体虚没有速补之法，必要有一个过程，如果过用破血化瘀药，反更伤气血。

如本患，因瘀血明显，在排卵期过后，可加用巴戟天、红花、桃仁等药，促使阳气的升发及子宫的气血通畅，以利于瘀血的外排。行经期是排瘀的最佳时间，使体内的瘀血随月经外排，旧血祛而生新血，气血才能从根本上得到恢复，而不能见虚就乱补，反使气血郁阻不通。

★先兆流产

朱某，女，26岁，东阳人。

素体虚弱，面色萎暗，胃痞思呕，口渴不欲饮。孕50日，腰酸，出血。舌红、苔滑。脉滑数。

党参30g	苍术20g	厚朴15g	紫苏梗15g
姜半夏10g	菟丝子30g	杜仲30g	狗脊30g
覆盆子30g	当归10g	黄芩15g	

素体虚弱之人，更加妊娠，营养势必跟不上。胎为气血所养，治以补肾调脾，先后天并补，促使气血化生而胎得养。然见口渴不欲饮，苔滑，这是明显的湿阻中焦，湿邪化热，合胎之纯阳之气两气相交，气机上逆故为之呕逆，加以运脾降气。

运脾降湿，补药更得力以养胎。

吴南京分析：

治疗先兆流产，世医多遵黄芩、白术为安胎圣药之说，可用于临床常常不效。要么见出血用苎麻根为治，不知其性寒滑利，所谓的止血不外是凉血之能。

胎元之根在于肾，先兆流产的出血，多为肾气不固，封藏不力，使气机升发不足而下陷。本案患者湿证明显，这是肾虚一湿，湿邪又阻滞气机的升发，使阳气下陷才出血。治疗一方面是要固肾养精以育胎，另一方面是运中化湿以通阳。菟丝子、覆盆子、杜仲、狗脊等药大剂为用以固肾元而育胎；党参、苍术、厚朴、紫苏梗、姜半夏以补气运中化湿；酌加当归通气血以使胎得养，加黄芩以清郁热。

药后1剂见出血稍止，但血色转淡，于是原方加生黄芪60g，仙鹤草60g，干姜15g。药后出血顿减，腰酸亦大见好转。服数剂而安。虽说患者症状已好转，但此时还得巩固治疗，否则患者稍劳累还会再出血。嘱患者再服1个月以巩固治疗。

先兆流产的患者颇多，但总不外胎儿不养为患。邪实的一方面是湿、瘀等邪阻气血，使胎失养，治疗当以补养之中用活血化瘀，或化湿，使邪祛而正安，气血得畅而胎可养。另外，主要是由于孕妇元气亏虚，营养不足使胎失养，治疗当重用补养为治，但亦要稍加疏通之品以通畅气血，才能使胎得养。

笔记60：虚弱病

★产后失养

雷某，女，32岁，长沙人。

产后失养，见关节疼痛，腰脊酸痛，鼻塞，尿涩感，怕冷，月经血块多，咽中痰阻，健忘，神疲无力，气短。舌淡暗，苔稍腻。脉沉细弱。夜尿频。

拟：健脾固肾，养血通脉。

生黄芪80g	苍术30g	陈皮15g	干姜15g
茯苓30g	麻黄5g	鸡血藤50g	菟丝子30g
狗脊30g	巴戟天30g	补骨脂20g	泽泻15g

产后之人，气血亏虚，稍有不慎感受外邪后，易成痼疾，体虚而见病百出。本患表现症状多，如以医院分科治疗很难以某一科的疾病来说明，以至于治疗无从下手。但针对产后失养，体弱气血阴阳俱亏，中医学的治疗之本在于健脾固肾，正气充足则百病自退。

本案用麻黄5g，在于振奋元气，佐于补阳药而能升清，合茯苓、泽泻两味则清阳得升，湿浊得泄，气机得畅。

吴南京分析：

产后之人，身体百节空虚，稍有不慎，外邪就会深入，所以产后之病难治，难在病邪深而元气虚。本患虽有一系列症状，但仔细分类，落实到五脏病位，不外是脾肾两虚而已，治疗的根本在于运脾固肾养精。但体虚之人易外感，方中用黄芪、苍术、麻黄，这是一个变通的"玉屏风"。玉屏风用黄芪、白术、防风，以黄芪补气，白术健脾，防风散风和黄芪、白术伍用以防外感，如见气虚外感不严重，亦可随治之。肺开窍于鼻，患者见鼻塞，这是肺气不宣，重用黄芪大补肺气，酌用麻黄以宣肺，苍术运中，这样的变通更适合本患。更加菟丝子、补骨脂、巴戟天、狗脊诸固肾养精药，使元气充足，有力散邪，外邪散尽而内元自足。

体虚则运血无力，加用鸡血藤以养血通脉。在活血养血药中，当归和鸡血藤有区别，当归质润养血效果强于鸡血藤，但本患有湿象，所以用鸡血藤为好，且重用50g，养血之力也不弱。

治疗虚证，切不可见虚就乱用补药，在应用补药时一定要驱散外邪，疏通气血。

★缺铁性贫血

陈某，女，46岁，横店人。

医院查缺铁性贫血，服硫酸亚铁效果不显。平时神疲无力，头晕眼花，尿黄烧灼感。宫颈糜烂，胃口不开。舌淡暗，瘀斑。脉沉细弱稍涩。

拟：健脾补肾，养血透热。

生黄芪50g	苍术30g	陈皮15g	菟丝子30g
狗脊30g	巴戟天30g	当归15g	鸡血藤30g
黄芩15g	葛根20g	白茅根50g	

本患西医诊为缺铁性贫血，但服硫酸亚铁无效果。从中医学角度来讲，则是体虚有热。血为阴物，血虚则发热，但参见患者神疲无力、头晕眼花等症，可知血虚是由气虚不得化生，治疗反得以补气为主。由于有热，辅以养阴血清热。

吴南京分析：

沉细弱脉、舌淡，是气血两虚。气虚则无力升发，阳气下陷则见尿烧灼感，治疗之根本在于补气升阳。但血之源，源于脾胃对食物的能量吸收，以及肾精所化生。因肾阳是一身阳气的根本，阳气的升发源于肾阳之充足，单纯补气升阳，恐动摇下元根本，所以加菟丝子、狗脊、巴戟天诸药以固肾养精，肾精足能化生精血。

血为阴物不能自运，见气血两虚之人，除了补养气血之外，还一定要考虑到气血的流通，如果气血不畅，只知吃补药，补药不能运化，亦不得补。何况患者见舌面瘀斑、脉有涩象，自要活血通气。于处方加用当归、鸡血藤，以发挥养血通血之能。因阳气下陷不能上升，已见尿有烧灼感，于方中再加黄芩、白茅根、葛根以清透郁热。

患者到药店买药，因有坐堂中医见处方过于和平，患者有尿烧灼感，觉得黄芪、巴戟天不适合用，于是在处方中去巴戟天和黄芪，另加生地黄、车前草、泽泻、滑石、木通、牛膝等凉血药和通淋药，患者药后除了体力稍见好转外，尿烧灼感反而加重。患者再找我询问，我令患者把药店加上去的药去掉，再加黄芪、巴戟天，1剂就见大效。前后调治2个月余，再到医院检查，一切安好。

中医诊病，并不是以某一个症状来判断，而是要综合全身所有的症状进行分

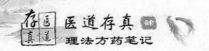
类归纳后，分析病机，再针对病机进行治疗。

★气虚发热

周某，女，49岁，东阳人。

大渴大热，汗出，神疲无力，气短胸闷。脉浮数，重取而空。舌红苔薄。服沙参麦冬汤、白虎汤无效。

生黄芪100g　　　当归20g　　　白茅根100g　　　仙鹤草60g

用当归补血汤补气固外，重用黄芪和仙鹤草固元气。白茅根中空清透，味甘能补，性凉能清。只服2剂诸症除，后再加党参、菟丝子之属以固养。气虚发热和阴虚发热本质不同，本患取脉舍症。

吴南京分析：

"气虚发热"是李杲提出的，采用"甘温除热"的治疗方法，创"补中益气汤""当归补气汤"等治疗名方。但李杲治疗气虚发热，并不是纯用甘温的补气药，而是在补气药的基础上加用苦寒的黄芩、黄连诸药合而为治。

本案患者，见神疲脉空，故而用大剂补气固涩之药，急补元气。另外，加仙鹤草，以取其收敛固涩之性，和黄芪相伍，大能固敛元气。笔者应用这样的组合，比单纯用黄芪的效果要好得多，特别是用于一些汗症患者，常能1剂汗止。对于气虚发热而同时并见汗出的情况，很有必要加用收敛药，如果没有仙鹤草，可用乌梅、五味子等药，可使外散之元气内敛。

本案患者因见元气大虚，祛除气虚发热的浮热不用黄芩、黄连，而是重用白茅根。芩连苦寒，而白茅根是寒凉。苦寒泄热，而甘凉则是能养而清，不会化燥，因此笔者对于体虚有热，一般多用白茅根。

白茅根药性和纯，味甘可口，鲜药的清凉之力比干药要强得多。记得小时笔者在山村中长大，当时因为没有什么零食可吃，除了山上的野果，白茅根也吃了很多。有时三五个小伙伴一起到野外挖白茅根，小溪里清洗后，去掉外皮，像吃甘蔗一样，常常一天之内吃掉一两斤鲜茅根，也没有见哪个小孩子会有不良反应，可见本药之和纯。白茅根看似用量大，而晒干后的药效又要下降，但对于治疗患者的浮热，量少则没有效果。

★体虚

黄某，女，38岁，义乌人。

脉沉细弱，稍涩，左尺涩动，右关无力。四肢冷，面色偏暗、潮红。舌红苔薄，月经量少，太阳穴痛，排便不畅、溏结不一。

枸杞子30g	覆盆子30g	菟丝子30g	杜仲30g
川续断30g	巴戟天15g	苍术30g	厚朴20g
鸡血藤30g	党参20g	天麻20g	当归20g

患者体弱，但服人参或四逆汤则心烦上火，服铁皮石斛等养阴药则腹痛、腹泻。从患者肢冷、脉沉细弱、月经量少、太阳穴痛等症状来看，是肾虚不能制相火，治疗当固肾纳阳以固根本。但相火上浮，则必要平肝，肝气不平更耗肾精。

吴南京分析：

虚证难补，温不行，凉又不行，其根本原因在于阳气亏虚，肾虚则阴阳两气难以平衡。如易寒易热的小儿身体或更年期的往来潮热，亦不外是肾中元气不足。但阳虚则要温阳，阴亏则要填精，用药一定要和平，补肾药的药性一定要考虑中和，使之不偏。所以笔者选用枸杞子、覆盆子、菟丝子三味子类药以养精固肾，再加杜仲、川续断、巴戟天等药壮骨补肾，所选之药都是药性和纯之品，等到肾气恢复，诸症才能渐消。

体虚之人，一定要考虑脾胃的运化，脾胃失运，对水谷的运化功能就会下降，食物的能量不能有效地消化吸收，身体又谈什么补呢？古人说药补不如食补，自有一定道理，但果真元气亏虚，没有药物自难以补养，用药上必定要考虑脾虚运化的问题，因为吃进去的药也得通过脾胃来运化才能达到治疗作用。但患者因见阳虚上浮，补气药用党参为好，黄芪性温而浮，用后会促使阳气上浮，反不利肾气的补养。但如果患者见肢软无力的气虚证，则仍以黄芪为上，如见两尺无力，可重用黄芪，并把黄芪久煎，更加牛膝之属，使药力达于下焦以补肾中元气。

身体亏虚，气阳虚则无力运血，精血亏则血脉失充而无血可运，所以体虚之人，一定要考虑到气血通畅的问题。所以加用鸡血藤、当归和血，且以养肝血。

患者因肾虚又见虚火上浮之象，寒凉之药要慎用，患者已明确告知服用铁皮石斛会引起腹泻，所以要平上浮之虚火，可用平肝一法，使肝气平而阳气降潜。

★ 体虚

边某，女，25岁，杭州人。

因流产，体弱，易感冒，腰酸痛。舌淡胖多津，边有齿痕。脉沉细弱，稍涩，左关寸无力。

拟：固肾养精，补气运脾。

菟丝子30g	枸杞子30g	狗脊30g	巴戟天30g
苍术30g	陈皮20g	紫苏叶30g	生黄芪60g
鸡血藤50g			

产后之下，百节空虚。稍有不慎，外邪内陷成痼疾。流产之人，其理亦然，但大多数人不加以调养身体。本患不外脾肾两虚，前医治以"八珍""十全大补"等不效，主要因熟地黄、白芍过于阴寒，不利脾胃。一味紫苏叶，一取和胃，二取合于补剂以防风固表。

吴南京分析：

虚证最难治。一是难在补虚没有速效之法，必定得有一个较长的时间过程；二是在这个调补的过程中，会有诸多的情况发生，特别是一些医生没法控制的情况发生，比如患者的情绪郁闷、患者的饮食、起居等，这都会直接影响治疗效果。

补虚之要，首在脾胃。如果脾胃不好，吃进体内的食物都得不到有效的消化吸收，吃仙丹也无用。所以对于虚证，必定是以调理脾胃为核心根本。但肾是元气的仓库，肾气不固，效果亦弱。所以前医有补脾不如补肾、补肾不如补脾两种学术观念的争论，直到朱震亨以后才有定论。明代名医薛己，从脾肾并补以治虚，才确定了这一治疗大法。但总有所侧重。

另外，虚证还要考虑到因虚所引起的挟症问题，如本患的舌胖多津，舌边齿痕的舌象，就有明显的湿邪，治疗之时一定要考虑到挟邪问题，如果挟带之邪不祛除，要补也很难补。如果乱补，补不好反生他疾。这就是民间所讲的"虚不受补"。虚要补，虚不受补，是药食不对证而已，如果对症何来不受补？

本患用紫苏叶、黄芪、苍术，这是一个变通的"玉屏风"，加上大剂固肾养精药，达到治、养、防一体化。

★外损

甘某，男，28岁，千岛湖人。

感冒失治，见神疲无力，动则汗出，腰膝酸软。舌红，苔腻滑。脉细数。

党参30g	苍术30g	厚朴20g	麦冬30g
茯苓30g	菟丝子30g	狗脊30g	当归15g
天花粉30g			

外感过汗则阴阳俱损，再一失养，元气不支而体弱。治疗得清上、和中、固下，三焦并调。元气亏虚则血行不畅，加当归以和血脉，促进元气流通。

药后1周体质大见好转，脉象稍缓，原方加黄芪50g，鸡血藤30g。

吴南京分析：

外损是指因外感失治或误治等原因，造成身体虚损，《伤寒杂病论》中多处谈到外感误治伤体，《不居集》对外损更是论之甚详。从患者的舌红、脉细数来看，已是气阴两虚，治疗得补气养阴。所以笔者取"生脉饮"之意，用菟丝子代替五味子来固肾纳气，更用天花粉清上焦之余热。前医用生脉饮原方治疗，患者反见体温发热反复，是由于五味子的收敛之性，使留邪不得外散，所以反复。后又有医用"桂枝汤"治，患者发热更厉害；又有人说是气虚发热，用"黄芪桂枝五物汤"，患者见心烦不眠。患者因过服滋腻药而生痰湿，所以见舌苔滑腻，于方中加苍术、厚朴。

用苍术、厚朴用意，不仅是运中化湿，这两药还有较好的疏散之性，可以针对余留的外邪得以发散祛除，使外邪祛除而正气得复。本案虽说还有一定的外邪没祛除，又见有湿，但紫苏叶之属不当用，一用反动下焦元气。

★温病损阳

金某，男，52岁，杭州人。

患肺炎高热，住院治愈后一直胃口不开，口渴，服养阴解毒药后，原来厚腻苔尽脱，成红舌。脉细数无力。

生黄芪50g	党参30g	苍术20g	陈皮15g
麦冬30g	乌梅30g	当归20g	补骨脂30g

大火伤气，温病高热，汗出伤津，同时也耗气伤阳。西药输液，急救一时之津伤，但不能补气阳，故而温病后期，多见阴阳俱虚之症。因此本患应阴阳并治，但食药入胃，必要运脾，酌加苍术、陈皮运化中焦。阴阳俱损之人，血脉不充而瘀，加一味当归。

吴南京分析：

患者阴阳两虚，用党参、麦冬、乌梅变通生脉饮养阴（生脉饮用五味子收敛，但至酸之药，不外于乌梅，乌梅的收敛之性强于五味子，所以去五味子用乌梅。乌梅之收敛元气作用强于五味子，笔者治疗中风偏瘫见气虚不足的大脉，重用黄芪伍乌梅来治疗，如于补阳还五汤中加乌梅30g，效果比单纯用补阳还五汤要好，但用五味子的作用则大不如乌梅）；黄芪、补骨脂补气温阳。阳虚之人用温阳药，但要考虑药的个性之长。干姜、附子、肉桂等温阳药，药性燥烈，且不固肾气，不适合本患。巴戟天有温阳的作用，亦有养精的作用，但一样不能固养肾气。菟丝子、覆盆子之类药，有固养肾气的作用，但温力不够。所以本案患者的温阳药用补骨脂。

患者治疗1周，胃口大见好转，诸症均安。

伤寒多伤阳，而温热多伤阴。现在热病有输液治疗，可以急救津液。但温热病发病时的高烧，不仅伤阴津，阳气亦随着耗损，到后期一般阴阳俱损。一般阴津方面有输液急救，时医对于外感又多用凉药，所以温热病后期，反多见阳气亏虚，这实是要引起临床治疗的重视。

但扶补阳气，切忌用燥烈之药，而是要从阴中求阳，使阴阳和合，才是真正的补阳。药用甘味为上，少用辛药。

★ 虚劳

杨某，女，41岁，横店人。

因患脑垂体瘤，3次手术史，停经13年，医院查得子宫萎缩。面淡暗，色斑，不时潮热寒逆。夜中腰酸胀，尿频，平时口干渴。舌淡，边有齿痕，苔薄。脉沉细弱稍涩。

党参30g	生黄芪50g	苍术30g	厚朴20g
菟丝子30g	巴戟天30g	杜仲30g	益母草30g
白茅根50g			

手术伤元气，以致停经。治疗得以运脾补气、固肾养精为核心。虽见口渴，但亦是下元亏虚、津不上承所致，非阴虚。体虚之人，气血必不畅通，故用益母草调血，辅以白茅根清泄郁热即可。

本患治疗切忌滋阴。

吴南京分析：

当今社会，因手术造成身体元气亏损的患者很多，很多患者一见身体虚弱，就乱吃补药，又因为吃补药弄得一身毛病。

本患因见口渴，又听人说吃新鲜的铁皮石斛效果好，以至于过服寒凉伤了阳气。针对患者气阳两虚为主，治疗自当补气温阳，用药以甘温补养为上。所以主用药为党参、黄芪两药以补气生津。患者有潮热寒逆，看似少阳的往来寒热，但这和少阳寒热往来有本质的不同，是由肾气大亏造成，所以治疗不能用小柴胡更散精气。而是要以固肾养精为主，因热而加白茅根清透。且白茅根是甘药，有一定的养阴作用，清而不滋腻，透热而不耗元气，药性下行又能制黄芪的升浮之性。

患者药后1周，诸症大减，于前方加当归、枸杞子、覆盆子等药，再进行调治。

治病之难，最难难在虚正。因虚正患者补养得有一个较长的时间过程，这一过程中患者的生活习惯、情绪、饮食、天气变化等诸多因素会直接影响到治疗效果，或因变化而生新病，使病情变得很复杂。所以治疗虚证切忌一个药方长期服用，而是要根据患者身体的变化进行适当的调整。

★虚劳（系统性红斑狼疮）

杜某，女，34岁，东阳人。

因不孕，用西药性激素治疗，不效。又做试管婴儿2次均失败，身体因之患病，医院诊为系统性红斑狼疮。见体胖，脘痞，便黏，腰痛。舌淡暗，脉沉细弦涩。

狗脊30g	巴戟天30g	菟丝子30g	覆盆子30g
苍术30g	厚朴15g	生黄芪30g	党参30g
陈皮15g	鸡血藤50g	补骨脂30g	炒山药30g

系统性红斑狼疮属于中医学的虚劳。本患因不孕症误治，元气大损而成，可见误治之害。肾主藏精，治劳必以脾肾为根本，久病必瘀，补体之时必要调血脉，畅气机，否则补难得力。

吴南京分析：

中医无系统性红斑狼疮之说，散见于血症、热病、虚劳等篇章。本患因不孕久治，使身体元气大伤，治疗之要总在调补元气，而虚劳的治疗，补虚总在肾和脾，先后天并调，再辅以疏通气血，使元气通畅，周流不息。对于本患之疾，治疗切忌急功近利。猛药纯补，反使气机不通，治疗得有一个较长的时间过程。其中病情还会有些反复，这都是正常之事。医患之间得多加沟通。

笔记61：腰痛

★腰痛

患者，女，45岁，北京人。

脉沉细弱稍涩数，腰痛，腿麻，背部膀胱经结块，面色淡暗，便软，舌红。

生黄芪60g	苍术20g	陈皮20g	炒白术20g
杜仲30g	菟丝子30g	补骨脂30g	炒山药30g
狗脊30g	鸡血藤50g	枸杞子30g	黄芩15g

面色淡暗，脉沉细弱并见，气阳两虚无疑。膀胱经主一身之阳，阳虚则卫外不力，受寒则阳受损，血遇寒而凝滞不通，阳虚无力温化，故而见背部膀胱经结块。但患者有湿阻化热，治疗不得太过温化，在补肾稍温之机，参以运脾燥湿，湿祛阳气才能得复。

如过于温化，反成湿热。

吴南京分析：

腰痛，特别是久痛之人，多见肾虚，但治疗上并不见得单纯补肾就能有效果，一定要考虑湿和瘀的问题。《伤寒杂病论》的"肾着汤"就是一个祛邪湿的治疗方法。

但本患虚象明显，而湿象并不明显，所以用药上也只是二术和陈皮，不外以燥湿运脾为主，而不用茯苓、泽泻之渗利，以免不利肾气恢复。另外，因见脉有数象，更加一味黄芩稍清之。

本病病机很简单，但就是久治不效，笔者见前方补药太过，少于运化中焦之物。另外，也不重视瘀血闭阻的问题，要知体虚必有瘀。笔者重用鸡血藤以运血祛瘀，这是一个很重要的药。李杲之"补中益气汤"用当归，也不外是见虚而考虑到血脉不畅，元气不通的问题，前人的学术心得自当继承。患者的膀胱经上有瘀滞的结块，可见瘀滞已是相当严重，但因体虚，活血破血药又不能用，所以只选鸡血藤。当归亦有很好的补血活血作用，但患者便软，当归有滑肠作用，再用当归通血，又不利大便，这种情况用鸡血藤较当归为好。

患者见沉细弱脉并见，这是阴阳两虚，虽说是阳虚为主，但温阳不能太过。患者舌红，是因化热之原因，而不是阴虚。因为患者的脉象和面象都不是阴虚，所以一定要综合考虑。

体虚要补体，补虚无速效之法，必有一个较长的时间过程。可惜很多患者只考虑一个症状，见症状好转就不以为意。

★腰痛

曹某，女，48岁，横店人。

腰椎间盘突出，医院查患脾大，血小板减少，缺铁性贫血。舌淡，苔稍滑，多津。脉沉涩弦浊，稍数。

生黄芪50g	仙鹤草50g	鸡血藤50g	苍术30g
陈皮20g	菟丝子30g	杜仲30g	狗脊30g
川续断30g			

腰椎，其实是个关节串，中通督脉，所以腰痛莫不与肾阳有关。本患素以按摩、牵引不效，是因为按摩、牵引更损腰体。患者舌淡脉沉，一派阳虚，但观苔滑多津，脉弦浊是湿邪闭阻，当运脾祛湿以治标，固肾填精壮骨以治本，禁牵引。针对其他挟症，加仙鹤草、鸡血藤以调血。

吴南京分析：

本患湿瘀互结很严重，但这湿和瘀总是病之标，而病之本是脾肾两虚，所以治疗切不可以祛湿攻瘀为治，而是要以运脾补肾为根本。

湿因虚而生，湿阻久了又生瘀，且气血不足之人，血更瘀。时下很多人因为医院的某一个检查报告，就下猛药来治疗。见脾大，就用大剂的破血散结药来攻，常常病没治好，而元气先损。

患者见血小板减少，要知血小板的作用是促进血液的凝固，血小板减少，就会见血症。出血必有留瘀，所以治疗血小板减少症，活血化瘀是必然之大法。针对患者还并见脾肿大，于是活血药只选一味鸡血藤来疏通血脉。鸡血藤有良好的活血通络作用，又有很好的养血之效，且不似当归那样会滑肠，对于一个明显湿阻的患者来说，选择鸡血藤较当归为好。

患者虽见湿症，但因元气亏虚，所以不能用渗利药，因为渗利药的药性下行，对于元气不足的人来说，反使阳气下陷，阳气不升，则湿不能化，常见很多湿阻或水肿患者，过用渗利药，越治越重，就是因为渗利药伤肾阳的原因。所以针对这样的情况，治疗切不能急，而是用温药慢慢地化湿为上。叶桂说过通阳之要在于利小便，这是针对湿温之病而言，湿温是湿邪严重闭阻，且患者的病程短，元气没伤，所以急急祛邪，使五脏元气得以畅通。如见像本患病程长久的体虚患者，更用利尿药来通阳，阳气更损，而病更不起。

★腰痛

张某，女，32岁，杭州人。

腰酸痛，经期尤甚。胃痞不运，面色淡暗色斑，月经后期。舌淡暗，边多齿痕。脉弱，左脉偏弱，右关寸重取稍涩，两尺无力。

狗脊30g	杜仲30g	菟丝子30g	巴戟天30g
干姜15g	当归20g	鸡血藤30g	生黄芪50g
苍术30g	厚朴20g	黄芩10g	

月经后期，无外气血不足，无经可排。治疗当以蓄养；血瘀闭阻治当以通血脉。本患舌淡、脉弱、胃痞不运，无后天并虚。治当以健脾补肾，但运血得加强。前医治妇科拘于"四物"，调水没调成，反治成胃脘痞积。另外"桃红四

物"过于偏阴，碍于脾胃而痞。

胃痞结，后天不运，何来气血？

吴南京分析：

患者虽见腰痛为主要症状，但见胃痞，必要健运脾胃。脾主运化，水湿得以运化，腰才能利。《神农本草经》说白术利腰脐间血，也不外是健脾祛湿。但患者见脉弱、舌淡暗的阳虚证出现，所以运脾之时还要温，于是加用干姜。

病情见湿象，去白术之滞，而用苍术之疏通，更加厚朴之通气宽中，取平胃散的两味，不用茯苓，在于脉弱。

脾肾两虚，又见有湿，血脉必不畅通，所以必要活血，使血脉疏通，自能增加治疗效果。比如《伤寒杂病论》中的"真武汤"证，如果在真武汤的基础上更加厚朴、陈皮、当归诸疏通气血药，又会是怎样一个效果？笔者治疗肾虚有湿的患者，恒加疏通气血之药，的确见效果要明显的增加。

但本患有明显的腰痛见症，壮骨之药必用，所以选择补肾同时又具有壮骨生精之效的中药，于是用了狗脊、杜仲、菟丝子、巴戟天四药。在大剂使用补肾药时，酌加泽泻可以祛邪而促进补肾之效，但本患因脉弱，且两尺无力，所以去之。这是仿张介宾的左归丸、右归丸之意。

★腰痛

高某，女，57岁，河北滦南人。

体胖，面色淡暗。舌稍胖，色淡，苔薄。脉沉涩浊。咽中异物样，痰多。

拟：固肾养精，运脾和血。

狗脊30g	杜仲30g	菟丝子30g	生黄芪60g
苍术30g	厚朴20g	葛根30g	浙贝母20g
鸡血藤50g	干姜20g		

患者先因自家儿子残疾，后办学校，又陆续收养了39个残疾孩子，事务劳

繁。后来央视报道成为名人，更加劳累。长期劳作，大量消耗体能，肾气自亏。咽中痰阻、痰多，亦是肾气亏虚，气化无权形成痰阻于内。治疗以固肾纳阳，促气化；运脾补气促运化，这才是治痰之本。气阳不足，升清无力，加用葛根。虽见阳虚，温不能过，以免成湿热。

吴南京分析：

2013年冬天，我在北京，高大姐到北京参加全国人大会议，王勇律师把高大姐的事迹进行了较详细的介绍。高大姐的确很累，特别是央视对她的事迹报道后，成为名人更累。她为爱心小院的几十位残疾儿童，付出了很大的心血。

一个人的心理和身体都劳累，一方面是气血不足，另一方面是精神的压抑。针对这样的情况，必要脾肾并调。

但高大姐有明显的咽中异物感，这是劳累引起的虚阳挟痰湿上扰造成，已有化热之象，所以方中加用了浙贝母，以其清热化痰散结之功，治痰之标。用贝母的苦寒和干姜的辛开，达辛开苦泄以运中焦脾运气机的目的。

高大姐心理压力大，肝气郁结，但开郁结未用柴胡之属，而是用苍术。苍术香燥气雄，又能运化水湿，一物多用。如过用风药疏肝开郁，反不利肾气之固养。

葛根虽说能升清，但和质轻之风药不同，是取其气味俱薄而已。本方应用还在于和鸡血藤的合用，共达通经活络的作用。

★腰痛

龚某，男，56岁，东阳人。

腰椎间盘突出后住院好转，但坐后不能直腰。舌偏暗。脉沉涩浊。

拟：壮腰化湿，调血通络。

狗脊30g	川续断30g	菟丝子30g	巴戟天30g
泽泻15g	白术30g	茯苓30g	鸡血藤50g

麻黄5g　　　　　生黄芪50g

腰为肾之腑，腰间盘突出实为肾疲为患。肾气亏虚则气化不利，清阳不升，湿邪阻于下。白术一药，《本经》云"利腰脐间血"，实为奠中焦而运水湿，湿祛阳通而腰利。酌用麻黄以升清阳，肾虚易外感，在补药中酌用还可以防外感作用。宣肺开上焦而利下之水。

吴南京分析：

患者药后效果不明显，问后得知在医院住院期间有大量输液史，实为病重药轻。于原方加白术30g，茯苓50g，桂枝30g，患者药后病情大见好转。

腰椎之疾病，不能见腰痛就用杜仲，而是要考虑多方面的因素，如本患先因没有细问医院的治疗经过，于是造成病重药轻而不效。原先见舌暗、脉浊之湿像，用"五苓散"加味为治，药是对症，但化湿力还是不足。

肾为水脏，主一身之气化，阳虚则气化不利，水湿充于体内，哪里虚就积在哪里。所以说病邪之实处，必定是身体之虚处。如见膝有损伤，则水湿积于膝；腰有损则水湿积于腰。所以治疗腰椎之病，自是腰有虚损，治疗用药上，还得以补肾壮骨为核心。本患见病情缓解后，减少利水药，更用狗脊50g，使处方中的狗脊用到80g。以此巩固治疗。

狗脊一药，我老家小溪边处处可见，俗称"金毛"。其金黄色的细毛，外用于创伤止血，效果很好。村民每家每户都有，以备不时之需。狗脊则是去毛的内在部分，村民见腰痛也每每用来治疗。记得以前村民用狗脊的量很大，一两公斤的狗脊，一大锅煮着当开水喝，也不见有什么不良反应。居住在山村里每天都要挑担子，但村中腰痛之人反不多，这应得益于狗脊之功。所以笔者一剂药中用狗脊80g，量不算多。

★腰痛

杜某，男，36岁，义乌人。

淋雨受寒，致使腰痛不能动，卧床延医数人不效。脉沉紧稍数。舌胖多津。

委中穴刺血。再灸命门，刺承山、内关穴。

中药：独活30g，桂枝20g，狗脊30g，黄芪60g。

舌淡可知患者素体阳虚，受外寒湿，阳气阻于下，刺委中血以急泻其邪，病之速来亦应速去，不外于刺血之法。再灸命门以温经，刺承山祛湿，内关通脉。复以补气温经之品内调以巩固。

吴南京分析：

对于受寒湿腰痛，笔者儿时在山村中时常看到。多是村民夏季上山干活逢雷雨，淋雨后所得，因为条件所限，刺血的针，都是用缝衣服用的大号针，从委中穴刺出黑色之血。再煎大碗生姜汤服用取汗，治疗多能速愈。

记得小时我父亲亦因去山上扛木料，淋雨后引起腰腿痛，村里有一高个子阿姨刺血很拿手，阿姨取一盆水，用手蘸水后对着我父亲的委中穴处不断地拍打，一直打到腘窝处通红，皮下有数粒黄豆大的瘀血块为止，再取缝衣针快速刺入委中穴里，深度1寸余，出针时见针孔有黑色血射出，有时远达1米，一般针后马上痛止。这是笔者接触最早的委中穴的刺血之法。

笔者从医后，亦不时为患者针灸治疗。委中穴刺血之法因病情不同，施针有所区别。如见外感风寒，浅刺；如是内脏之病，受邪较深的则深刺，而不是一见腰痛刺委中穴就会有效果。

人受寒湿之邪必伤阳气，如果仅用针刺治疗，这仅是祛邪之法，而身体内在的阳气还得通过药食来补养，这是很重要的事。近年来，有很大一部分人过于迷信针灸，以为什么病都可以用针灸治疗，这是一个很大的误区，其实针灸治疗亦有禁忌证，有很多的不足之处，得配合其他治法一起进行，才能达到理想的效果。如本案患者就配合药用独活、桂枝温经散寒且祛寒湿之邪，使邪外散；黄芪补气固表，狗脊补肾壮骨。

笔记62：痹病

★痹病，面暗，色斑

曹某，女，49岁，横店人。

臂胛痛，夜中手麻，已绝经，面暗，色斑，腰椎间盘突出。舌淡暗，偏胖，多津；脉沉涩浊数。

狗脊30g	杜仲30g	巴戟天30g	菟丝子30g
泽泻15g	鸡血藤50g	陈皮20g	苍术30g
生黄芪60g			

肾脾两虚，湿瘀互结，血为阴物不得自运，全靠气阳。夜里阴气重，血行更不畅，所以夜中手麻。治以补肾健脾为本，一味鸡血藤通之。前医治以活血止痛，因活血药大多燥血伤气，反使面暗色斑生成。弃本捡末自不得愈。

吴南京分析：

本患瘀血证很明显，但瘀血是以气阳两虚无力运血为主要原因，治疗自要以补气温阳为主。但患者年近五十，已绝经，五脏功能都下降，从舌胖多津、脉浊来看，湿象也明显，虽见臂胛痛，自是因虚致瘀兼有瘀阻，此瘀之标，是湿瘀相合，治疗当以分消湿和瘀阻。但脾为生湿之源，治湿当以运脾为本，运脾之法一是祛湿，二是促进食物的消化吸收，以扶正气。

前医用大剂活血止痛药和祛风湿药本已大燥精血，治疗当以补养为上，所以活血之药选一味鸡血藤重用，以通络和血且能补养；扶阳则以狗脊、杜仲、巴戟天、菟丝子等药为组合，药性温和不偏，补而不燥，且能生精血，加上大剂黄芪合以补气温阳，促进运血之能。

本患之治，常见之误区，一是过用附子、桂枝等燥烈耗血之药；二是过用活血化瘀药。要知阴生阳化之理，患者已绝经，此痹痛以营分亏虚为主，以不荣造成不通，所以温阳之药得选择巴戟天之属，温且有润养生精之力的药为上；活血化瘀药亦一样有燥血之不良反应，所以当选择当归、鸡血藤之类，能补、能养、能通之类的药为好，但当归质润，患者已见湿阻明显，所以只重用一味鸡血藤以通之。

如过用燥药，到头来无血可行，还谈什么治痹？

★痹病，手指畸形肿痛

金某，女，52岁，东阳人。

手指畸形肿痛，面暗，两膝关节痛，双手晨僵。舌淡红，有红点，苔白稍腻。脉沉细弱涩浊，稍数。医院检查确诊为类风湿关节炎。

鸡血藤30g	桂枝15g	当归20g	忍冬藤30g
威灵仙30g	炒白芍15g	徐长卿30g	生黄芪50g
苍术30g			

湿瘀互结而为痹，本患的痹阻之瘀已见化热，所以通利之中加忍冬藤，而不得过于寒凉。过寒伤阳血更不畅，阳气一损，气化不利，痰湿更不能除。所以见寒痹化热，治疗时切忌过寒。本病程长久，治疗无法速效，用药平稳为上，攻之太过，体损不复更不易愈。

吴南京分析：

类风湿关节炎是久痹之病，气血闭阻日久，治疗颇不易，所以用药治疗一定要和纯，慢慢图之，切忌贪功破血。对于祛风湿药的应用也颇要注意，一定要考虑气血之伤败。因为本病患者，元气没有不虚的。何况本患是一位52岁的妇女，脉见沉细弱。所以治疗上还得以补养扶正为上。

桂枝伍黄芪以取辛甘化阳，白芍伍黄芪以取酸甘化阴。更加当归、鸡血藤两药养血通脉而不伤正。如此用药方可久服以图功。

本患肾气亏虚明显，有必要加用补肾药，但目前处于风湿化热之时，当注意温热药的应用，特别是温补肾阳药的应用，以免化燥伤精。

当前治疗本病，多见重用"活血破瘀药+祛风湿药"的堆积拼凑组方。活血破瘀药和祛风湿药都有耗损精血的不良反应，用药量越大、时间越久，损耗就越严重，很多患者因服用上述组方治疗后，近期可取得一定的止痛效果，但不知精气耗损，到头来是无血可行，病情更加严重。

风寒湿痹和热痹不同，风寒湿痹的整体症候群还是表现阳虚为主，所见之热亦不会很严重，所以治疗上不能用石膏、生地黄等寒凉药，而是稍稍清凉疏通为上。

★痹病，面暗水肿

陈某，女，53岁，横店人。

医院检查患类风湿关节炎，手足畸形肿胀，面暗水肿，患者自述20年前坐月子期间下水生病。舌细苔白腻、裂纹，脉沉涩浊稍数。天寒痛甚，服泼尼松数年。

苍术30g	陈皮20g	炮附子15g	桂枝15g
生黄芪60g	鸡血藤50g	威灵仙30g	忍冬藤30g
徐长卿30g	蜈蚣3条		

患者面暗、脉细、苔白，痹病遇寒加重，可知病患是阳虚为本。舌见裂纹是阳气不足升清无力，津不上承而失养。但脉象中有数，则为瘀痹日久而化热，治疗自得以温阳通经为治本之道，加一味忍冬藤清热通络。但阳虚湿寒闭阻之人，必运脾胃。

脾胃不运，清阳不通于四肢，病不得愈。

吴南京分析：

本患见前医之药方，有重用附子100g以上的情况，见阳虚而知温阳，不知阳虚之人多有湿瘀互结之标邪存在，如果湿瘀不祛，只是片面的温阳，势必会使药热和体内之湿瘀之邪相合，病自不能愈。

治疗类风湿关节炎，必要以补养为上。因为本病的发展是一个长久的过程，久病必虚，因此治疗本病必定要补养。但本患目前疼痛严重，标邪较重，所以治疗上，附子等药不可用得过大，一是以免药热和体内湿邪相合，二是要重用某药为上，而不能过用辛散药。所以笔者重用黄芪甘温和鸡血藤之甘平，酌加附子以达补气温阳通血脉之目的。另加徐长卿、威灵仙等药以散寒邪外出，且能化湿，使湿瘀祛而补药得力。

但从本方来看，是攻补相当，自不能久服，久服必会化燥。而是服用半个月到 1 个月时间，患者湿瘀稍祛，就要加用菟丝子、枸杞子等固肾养精之药，这才是治病之道。可惜很多患者找我开方治疗，因吃药的效果好，就不再来复诊，而是一个药方吃到底，到头来病情稍好转，药的不良反应又显现，反生其他疾病。这是一个很可悲的事。

从本患的舌面裂纹和舌苔白厚并见分析，一定要考虑到津液上承的问题，而不能一见舌有裂纹就下养阴药，阴虚之舌见裂纹，是见舌红、无苔或少苔，舌面干等情况并见，所以治病不能见一个症状就妄下定论。

★痹病，手腕关节红热肿痛

叶某，女，66岁，横店人。

手腕关节红热肿痛。舌嫩红，苔稍腻。脉弦涩浊稍数。

桂枝15g	鸡血藤50g	忍冬藤30g	陈皮15g
菟丝子30g	生黄芪50g	苍术30g	厚朴15g
徐长卿30g	威灵仙15g		

患者痛处见红热肿痛，脉又见数，似是热痹，但舌嫩苔腻，可知病之本还是湿邪闭阻，热亦不外是湿瘀互结化热而已，治疗当温散药和之。桂枝和威灵仙温经通络，忍冬藤一味清之就可。前医麦冬、生地黄清养，大失其本，是以不效。

吴南京分析：

本患因为见痛处的红热肿，很易误诊为热痹，但从舌脉等综合分析，实是阳

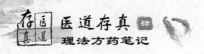
虚有湿。

脾主运化，主四肢。脾虚则见运化无权而生痰生湿，湿阻会化热，所以痹痛之处会红肿热。此种热是寒湿闭阻所化生，治疗当以化湿祛寒为主，而不是清热来治。如果治以清热，则湿更重，局部的瘀阻更严重。虽寒凉之药能让局部的疼痛得一时的缓解，但药力一过，疼痛反而加重。所以治疗上总体以温化运血为主，酌加一味忍冬藤就可。

另外患者是一个年过花甲的老人，气血自不如壮年之人，所以在大队祛湿通络药中，加用菟丝子和黄芪以扶正气。如果过用疏通之药，对于一个老年人，必会使正气不支，病虽得一时缓解，但并非治疗之要道。

本患服药两剂后，手腕的红热痛并没有见明显的缓和，遂又用生大黄研粉，用凉开水调糊外敷，疼痛才得以缓解。可见局部的针对性治疗很有必要。对于局部的红热肿痛，笔者一般以生大黄外用，效果很理想。大黄一药，能清泄郁结之热，又有很好的通血逐瘀之效，比紫花地丁、黄连等药效果明显。

★痹病，伴腹胀便秘

吴某，女，56岁，义乌人。

手指关节畸形疼痛，不时腹胀，大便干结。舌细小，裂纹，色淡红，不时舌头出血。脉细弱。医院查患类风湿关节炎，胃糜烂。

生白芍30g	知母20g	生白术30g	厚朴20g
麦冬20g	威灵仙30g	桂枝15g	当归30g
鸡血藤50g	陈皮20g	党参50g	

舌细、淡而出血，是气虚不能摄血，但脉细弱是精血亏损。精血不足，气无以依附，所以治疗当以养阴敛气为本。前医治以大量祛风湿及激素药，是因药误而耗精伤气，大便干结亦是精血亏损，大肠失润而成。所以治痹不得燥药太过，一定要审患者体质而施治。

吴南京分析：

患者病情严重，精血大亏，治疗上一定要补养。笔者以大剂润养补气之剂于祛风湿通血脉之药中，患者服药数剂就见大便通畅，腹胀除，精神大振，可见治痹不能局限于燥药来祛风湿，而是要考虑患者的整体性。

痹病之痛，有不通之痛，亦有不荣之痛。但临床上常是两者并见。"激素+止痛药+祛风湿活血的中药"，这个治疗模式对于疼痛可以起到一定的缓解作用，但大燥精血，到头来是无血可活，病情反而更加严重。

病之难治，在于元气亏虚，因为一切治疗都是建立在元气的基础上。而患者关心的是最严重的某一个症状，很多医生也就针对患者关心的某个症状施治。中医学常说抓"主证"，这个证是证结，指的是病机，而症状则是证结的外在表现。

患者瘀阻严重，有必要加用虫类药搜剔，以加强效果，但患者精血大亏之时，虫类药要注意使用，如蜈蚣等药药性过于躁动，会伤精血，得使精血养足后再加用。笔者见患者患处疼痛难受，令患者外用桂枝、威灵仙、生姜等药煎汤外泡洗，可患者泡手后反见大汗，人更无力气，所以叫患者停用外治法。治病之难可见一斑。

★痹病，大便不畅

汤某，女，53岁，横店人。

关节痛，遇寒加剧，食冷物关节痛加剧外，背部亦酸冷痛。面暗，大便不畅。舌淡暗，偏胖，苔薄。脉弦涩浊，重取无力。

拟：健脾固肾，温经通络。

生黄芪50g	生白术30g	炒枳壳20g	炙甘草10g
干姜20g	菟丝子30g	巴戟天30g	鸡血藤30g
防风10g	徐长卿20g	桂枝15g	

此患为绝经后的中年妇女，肾气已虚。关节遇寒加重，遇寒时背部亦痛，阳虚无疑。大便不畅也是体虚不司大便，脾肾阳虚无力气化，所以治疗的重点应是健脾固肾，用药稍偏温则可。前医用祛风湿药加附、桂为治，暂时有效，日久反加重，是燥药伤精血，经脉失养所致。

二诊时患者自述服药数剂大便通畅，疼痛缓解。

吴南京分析：

用温热药治疗寒痹是常治，一般根据"祛风湿药＋温阳药＋活血化瘀药"的思路组方，特别是温阳药的重用，常见的处方动则附子上百克一剂的重量在用。要知这样的偏方，只是应一时之治，不可久用。患者寒痛很严重，重用温热药一两剂以缓解自是可以，但是等疼痛缓解下来，就要换方。前医虽说过"治风先治血，血行风自灭"的名言，要知久服燥药，精血燥伤太过，到头来无血可行，病更严重。所以行血一定要考虑到有血可行，而不是盲目地活血化瘀。

阳气不足之人易外感，于是用黄芪、白术、防风之"玉屏风"补气固表，更加炙甘草之甘敛，配合菟丝子等药，以补气养精血。温阳方面，用黄芪、干姜、巴戟天、桂枝四药伍用，形成一个变通"四逆汤"，使阳气得温，且不燥。因为患者久痹，又处于绝经后的年龄，活血药也只用鸡血藤能活能养之品。

患者明显阳气虚，但又见大便不畅，大黄之类的攻下药要斟酌使用。阳虚见便秘，大黄不是不能用，而是要见有阴邪内结才能用。有时见患者阳虚大便秘结不通，笔者也会用大黄、厚朴、枳壳、干姜、附子、当归等药合治，在大队的温阳通气和血药中加用大黄，一般一剂用大黄15～20g，但只吃一两剂，待大便一通，马上去大黄，而只用温阳通气血药，这时用大黄是为了攻邪，切不可过用。但本患大便只见不畅而没见秘结，所以切不可用大黄。

★痹病，舌红苔滑

羊某，男，53岁，横店人。

类风湿关节炎，指关节畸形，痛。舌红，苔滑，腰酸。脉沉涩浊。

狗脊30g	菟丝子30g	桂枝15g	苍术30g
鸡血藤50g	威灵仙30g	天南星15g	陈皮20g
生黄芪80g	当归15g	蜈蚣3条	

患者见腰酸、脉沉，可知体虚元气不足无力气化而生湿，无力抗邪而外

邪入。

痹病无不是内外交困之病，治疗应补内祛外，针对患处的肿胀瘀痰邪毒加以攻击，多能取效。要点在于攻补寻机。当然要审瘀阻有没有化热，如见热象还得辅以清解。

吴南京分析：

苔滑、脉浊是有湿；腰酸、脉沉涩是虚而有瘀。可知本患是气阳两虚为病之本，湿瘀互结是病之标。治疗当以补气温阳为主，祛瘀化湿为辅。另外指关节已见明显畸形，所以必要通经散结为治。

对于本病的治疗要点：一是活血化瘀一定要和祛湿散结药合用，以分消病邪。

二是用药不能过燥，要知阴阳互根为用，用药过燥，气血更伤，因本病治疗不可能一日而愈，必要有一个较长的时间过程，所以用药上切不可过燥。常见很多处方，动不动就是大队活血化瘀药来治疗，不知活血化瘀药除了当归和鸡血藤以外都燥，所以治疗上还得选择能活血，又不会化燥的药为好，以方便长期治疗而不伤身体。

三是用药不能过于温热，很多人过于迷信于《伤寒杂病论》，总是觉得《伤寒杂病论》是完美的，见痹病就用乌头、附子等温热药猛下。特别是一些民间中医，用量奇大，并以敢大用量猛药来炫耀。要知湿邪内闭，用药过热，反易使药热和内湿合邪成湿热。常见有些寒湿之病，过用热药治疗而见关节局部产生红热之象，这就是用药之害。所以在用药上还是温和些为好，切不可过温而生他变。如果真见有热象出现，可在处方中加赤芍、牡丹皮、丹参等既能清热凉血，又能通调血脉的中药为好。

★痹病，强直性脊柱炎

郭某，男，36岁，金华人。

强直性脊柱炎，面色萎黄、暗、色斑。痰多清稀，体股癣，四肢逆冷，五心汗出。自汗，不时腹泻。脉沉涩浊稍数，偏弱。舌淡多津、瘀斑。

独活30g	狗脊30g	菟丝子30g	补骨脂30g
巴戟天30g	黄芩20g	生黄芪50g	鸡血藤50g
干姜10g	荆芥10g	徐长卿30g	

本病寒热错杂，但从面黄、痰清、腹泻、肢冷、舌淡、脉沉弱等症候群来看，是阳虚为本。热是气血瘀滞日久而化。阳气不足，无力升举，湿邪下陷而生热，郁结下体才致患体股癣。补肾壮骨，阳气得升，下陷之湿热之邪亦自解。

吴南京分析：

痹病是指关节、肌肉、筋脉等痹阻不通的疾病，古人有血肉皮骨筋五痹。现在很少去提这样的五痹分论，痹病一般指关节疼痛，对于强直性脊柱炎更是归于腰痛。但笔者认为，强直性脊柱炎等腰脊疼痛的疾病应属痹病。

腰脊中通督脉，督脉为督领一身之阳气。两侧又各有两条膀胱经，膀胱主一身之表而抗外寒。脊柱的胸椎、腰椎相连，可以理解为关节串。强直性脊柱炎，可以理解为腰脊上的一连串关节病，这自是痹病。但疾病发生的部位不同，是处于督领一身阳气之处，所以治疗上得从温补肾阳入手。

本患一派阳虚湿阻之象，治疗自得以温阳化湿为本。但阳虚之人升发无力，祛湿不能用泽泻、茯苓等渗湿药，因为渗湿药之性下行，用之反更伤阳气。针对这种湿，应用独活等药直散太阴伏寒湿为主。前医见体股癣之红痒，于处方中加用生地黄、金银花、白鲜皮、苦参等药大剂为治，要知这痒之根本在于清阳不升，湿邪下陷。治以温阳升清祛湿，湿祛则热祛，痒自除。少加黄芩以清火就可，切不可见痒就过用寒凉。

记得患者说他的病难治，用乌头、附子等热药来治，则体股癣更加严重；治体股癣则脊柱之病更严重。清温不行，攻补不得。见我用药没有乌附之热，亦不过用寒凉，心中自疑，实因无处求医，带着怀疑的态度拿着药方离去。没想到数周治疗，体股癣竟然痊愈，且腰脊也大见好转。把原处方中的独活、狗脊用量加到每剂50g，干姜用到每剂30g。参合天气变化等因素，原处方加减治疗，又治疗近三个月，患者感觉已无不适，但体虚没复，嘱其到冬天用膏方慢调。

★痹病，有肾手术史

陈某，女，61岁，金华人。

后脑及脖子痛，面部潮红，两肩酸痛。脉沉涩浊稍数。舌暗红，苔薄。肾部手术史。

葛根30g	桂枝15g	茯苓50g	泽泻20g
炮附子15g	鸡血藤50g	苍术30g	陈皮20g

患者年过花甲，元气自不足，再加上肾脏手术，使元气更亏，元气亏虚无力抗邪。后脑及肩胛是身体阳经之所，受外邪则气血为之不畅。但补元气必要先祛邪气，邪气不祛则补药不得力，如果猛补反成他患，所以治疗得温肾潜阳，辅以散邪通络。

吴南京分析：

本患从舌上看湿不重，但肩部的痛是酸痛，加上脉浊，这有湿的一面，也有气血不和使筋脉失养的一面。所以用温阳利水，湿祛则阳气得通，而痹痛得除。葛根之用，在于取其味轻能通，和鸡血藤合用有很好的通经活络的作用。

患者虽见面部潮红的虚火上浮，但症状上没有显示阴虚，所以不适合养阴，而是通过茯苓、泽泻的下降之药性，使阳气下潜。

患者服药1周，后脑和脖子的疼痛已痊，肩酸痛也大见好转。因考虑花甲之年，又有手术史的情况，于上方去桂枝，茯苓和泽泻的用量也减半，更加菟丝子、党参、狗脊等药。又调治数周，诸症均瘥。

治疗痹病，切不可过用风燥之药而更伤气血。虽说治风先治血，血行风自灭，但燥血太过，无血可行又谈何灭风？本患用上方为治，亦是重在治标，使风湿之邪速祛。等病情有所缓解，就要马上对药方针对性的加减，转到补养气血上来进行缓和调补。

本患治疗之难，在于用风药太过则虚阳更浮，不用风燥之药痹痛又不除。前医用"独活寄生汤"加味，越治越重，特别是后脑和脖子的疼痛，患者自述就是

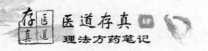

因服用独活寄生汤造成的。可知患者有内湿，方中用熟地黄生湿不适合。

湿为阴邪，易阻阳气，其性黏滞，最影响气血的畅通，所以针对这样的病情，一定要考虑湿邪问题，特别是江南多湿之地，外湿重，体虚之人易使外湿入里而生内湿。所以要促进气化而化内湿，内湿得化，血脉才能通畅，痹才能除。

★痹病，体胖伴面潮红

葛某，女，42岁，东阳人。

脉沉涩弦浊。体胖，面潮红，色斑。舌嫩红多津。腰酸，医院检查患类风湿关节炎。

独活50g	威灵仙30g	蜈蚣2条	陈皮20g
鸡血藤50g	生黄芪80g	苍术30g	狗脊30g
菟丝子30g			

类风湿关节炎，大体来说以体虚为主。但本患见脉弦体胖，舌嫩多津，一派湿邪盛重之象，所以加重祛风湿药以治急标，待急标之症缓解后再调整攻补之法。恢复以补养为主。但攻不得太过，过则伤人。

吴南京分析：

治病之要，急则治标，缓则治本。本患湿标明显，须急治湿之标，湿邪在短时间内祛除大半，血脉才能畅行。患者虽见脉沉涩和腰酸的肾虚证，但湿重切不可过用滋药以填精。

本患月经两三个月才一行，从舌脉上来看，病情虽偏于阳虚，但是阴阳互根互用，阳虚则必会损阴。患者药后1周，潮红的面色已退，疼痛大减，腰酸已瘥，原来舌上欲滴的口水也大见好转。但舌质还是嫩红，脉象也没有明显变化。这是湿祛而阳气未复。于原方加炮附子20g，当归20g。治疗半个月，患者月经至，自述月经色偏淡，但有不少血块和没化的子宫内膜。但月经比原来提前，40天就来。月经干净后，又在处方上再加枸杞子30g以养精血，以免燥化太过。

患者经过近半年治疗，原来畸形的关节已基本正常，再未疼痛。

本病的诊断难点在于患者的面色潮红，很多中医一见面色潮红就断为阴虚而以养阴为治。如本例患者的潮红，是因为内湿太重，迫阳越上不能下潜，只要把湿化开，上浮的阳气自能下潜，面上的潮红自退，所以切不可见面上潮红就一味养阴。

患者是育龄期的女性，治疗时一定要考虑到月经的问题，虽有湿，但化湿不能太过，以免燥血。弄不好类风湿关节炎没治好，月经先乱，这也是误治。

★痹病（痛风），伴脉沉涩浊数

蔡某，男，63岁，横店人。

四肢端关节严重畸形，手足不用。胃痛，腰痛，面暗色斑，不能久视，久视则眼痛。舌淡苔白腻。脉沉涩浊数，左脉偏弱，高血尿酸。

土茯苓150g	桂枝30g	威灵仙30g	独活30g
苍术30g	陈皮20g	狗脊30g	菟丝子30g
鸡血藤50g			

关节畸形，无外乎顽痰死血阻于患处，患者虽见肾虚，但湿热邪盛，所以重用土茯苓以祛湿解毒，辅以其他通利药争治标邪。虽见湿热，但湿邪总是阴邪，阴重则阳病，血更不畅，所以用桂枝、独活、威灵仙通经散寒以治湿邪。

吴南京分析：

高血尿酸指的是痛风。如果从痹病来归类，痛风属湿热毒痹。身体的水湿气化功能下降，造成脾肾两虚，湿邪内生，长久阻于体内不化而生热化毒，所以治疗痛风主要在于祛湿解毒，而不是活血化瘀。

如本患，舌淡苔白腻、脉沉浊等症状为明显的阳虚湿阻，治疗的重点在于温化湿邪，湿邪祛除才是治本之道。而血行不畅只用一味鸡血藤疏通即可。

对于湿热毒痹，要观察化热的程度，有的患者病情发作期间，会见局部红肿热痛，可以加用黄芩、黄连诸药燥湿解毒，但不能过用，等红肿热痛一缓解，就要减少苦寒药的用量或不用。

痛风的治疗，饮食上一定要配合，如果饮食不节，会直接影响治疗效果。酒要禁，白酒燥热，喝白酒会使内湿化热；啤酒性寒，喝啤酒会更生湿邪。动物内脏、煎鸡蛋等食物都不宜食用，易生湿邪。海鲜也不要吃，海鲜所生活的环境是咸水，和淡水鱼类不同，咸能聚湿，淡能渗湿，如淡水鱼中的鲤鱼、鲫鱼就有很好的渗湿作用，而黄鱼、带鱼等生活在海水里的鱼类，就不适合痛风患者。

★痹病，伴盗汗，耳鸣

李某，女，57岁，横店人。

左手指关节肿胀疼痛，晨僵，颈椎腰椎疼痛，盗汗，潮热，耳鸣，排便不畅，大便干结，腹胀。舌嫩红，苔厚腻。脉沉涩浊无力，两寸偏弱。

拟：补气温阳，活血散结。

生黄芪100g	生白术30g	炒枳壳20g	当归15g
鸡血藤50g	狗脊30g	菟丝子30g	徐长卿30g
蜈蚣2条	炮附子15g	桂枝15g	泽泻15g

患者肾虚见症明显，虽见大便干结、盗汗、潮热，但脉沉无力、舌淡苔厚腻，显然不是热证，而是由阳虚不固、阳虚不运导致。关节肿胀，是局部血阻，亦是气阳两虚无力运血。先贤虽说"治风先治血，血行风自灭"，但治疗时一定要审血不畅行之原因，而不是乱用活血化瘀药。本患服药数剂，症状就大见好转，后参以山药、山萸肉等为治。

吴南京分析：

本患辨证之难，难在寒热难辨。特别是患者的盗汗、潮热出现，很多人会用清热药来治疗。要知晚上阴气重，阳气弱。阳主固摄，阳气一弱则固摄无权，汗就出。患者一派阳虚之象，可知盗汗是因为阳虚不固，潮热是由于虚阳外浮，治疗自当以补气温阳为主。因患者见舌苔厚腻、脉浊的湿阻之症，祛湿则使阳气得潜，潮热自退。

方中重用黄芪，一在于补气运血，以促进血行；二在于补气固表以治汗；

三在于补肾气。《本经逢原》说到黄芪补肾气，笔者先不解，总以教科学中说的黄芪性浮，哪有补肾气之作用。后读《医林改错》的"补阳还五汤"，方中重用黄芪以还半身之元气，始知黄芪补肾气要重用，用量少则药力浮于上，补不了肾气。

　　本病的另一个问题是大便干结，排便不畅。如果从大便干结和潮热、盗汗这些症状来看，本病属热，但从舌脉来看则是阳虚。可知大便干结是气阳不足，无力推动一身水液的运行，从而使大肠燥而失润，于是大便干结。《伤寒杂病论》中用白术治疗"大便坚"，是脾虚无力运化而使大肠润泽。大便干结和大便燥结不同，大便燥结，必见热和燥象，比如承气汤的症状中会见热象和燥象。而大便干结和热燥之结有本质的不同。于是着重补气温阳运血，以促进全身的气血通畅，使大肠得血之润而通大便。因为患者舌苔厚腻，所以重用鸡血藤，而轻用当归，以免当归过于滋润更易生湿邪。

★类风湿关节炎，伴月经先期，量少

　　葛某，女，46岁，横店人。

　　医院查得类风湿因子874，血沉99。面唇色暗。舌暗红，舌边大块瘀斑，苔腻。手指畸形。月经先期，量少。平时全身关节痛，疼痛严重时关节发烫。脉沉涩浊稍数。患者自述针刺治疗数年无效。

　　拟：补气养血，祛风通络。

威灵仙30g	徐长卿30g	忍冬藤30g	炒白芍20g
桂枝15g	鸡血藤50g	蚕沙20g	黄芪50g
苍术30g	石菖蒲10g	蜈蚣3条	陈皮20g

　　先贤讲"治风先治血，血行风自灭"，患者因体较弱，虽说见明显瘀阻，亦不得通血太过，因血不利则为水，瘀血阻闭，最易和湿邪互结形成湿瘀互结，治疗反而得治湿为主。因天气干旱，用白芍为防祛湿药之燥。针刺治疗，主要目的在于疏通气血，如气血两亏之人，针刺治疗应小心，得和补养气血结合，针药合用才能显效。

吴南京分析：

治疗寒湿痹痛，一定要考虑到瘀阻化热的问题。

本患瘀阻明显，且脉象沉涩，自是气阳不足无力运血为患。但患者又见热象，此时治疗不得过用寒凉，因为此热是湿瘀所化，特别是患者见苔腻、脉浊的湿象，治疗一定要急速化湿，而不是用清热药来治。湿为阴邪，无阳不化，用药过于寒凉，反更伤阳气，湿更不得化，热更不得祛除。

方中重用威灵仙、徐长卿、蚕沙、石菖蒲诸药以化湿祛风，针对郁热只作一味忍冬藤就可。忍冬藤，就是金银花的藤，有良好的清热解毒和通血络作用，用于痹病的瘀阻化热，效果良好。

此患者2013年夏天找我治疗，当时天气炎热，久不下雨，又燥又热。因天气过热，阳气外浮，内阴就重，由是湿更不得运化，所以于药方中加白芍，和黄芪伍用，以取甘酸化阴之义，以免燥药伤体。

对于寒湿痹痛的化热，针刺治疗方面，教科书上用曲池、大椎，这是清气分之热，不太对症。笔者认为应刺血海、三阴交为好。因为此热在血分，治在气分只有更伤元气。

★痛风20年，伴肾结石

陆某，男，72岁，横店人。

痛风20余年，尿酸超高，踇趾关节变形，肾结石。舌嫩红，苔黄厚腻。脉沉涩浊。

拟：运脾化湿，祛风通络。

生黄芪50g	苍术30g	陈皮20g	石菖蒲10g
土茯苓80g	徐长卿30g	威灵仙30g	鸡血藤50g
蜈蚣2条			

痛风之病，始由湿而起。湿性趋下注于脚趾，日久闭阻血脉，化热生毒而成。虽说也属痹病，但这种痹是湿热毒郁结而痹，治疗得以化湿解毒通络为治。虽说是湿热毒为患，但湿为阴邪，必要阳化，除非见局部热痛明显急性发作时，

用药才可偏于寒凉，以急泄标热，平时则用药不得过寒。

吴南京分析：

痛风和其他痹病的着痹是有不同的，主要是湿毒，而其他的着痹不能算湿毒。所以治疗痛风，一定要考虑到湿毒化热的问题，所以治疗重用土茯苓以利湿解毒，且药性和纯，不过于寒凉。

患者的苔虽是黄厚腻，但舌质是嫩红的，且脉也不数，患处局部也没有见红热，说明湿重为患，热象不明显，所以治疗上还是以温化为主，如用寒药，难免寒败中阳更不利于运化湿邪。因为病处畸形，用威灵仙、蜈蚣散结攻坚。

另外，用独活、威灵仙、黄芩、益母草等药煎后泡脚。水温要高点，泡到脚骨头都觉得热透的程度，每天晚上都泡。

患者治疗两周，舌苔大退，变形的趾关节肿胀也消大半。

患者自述泡脚后全身是汗，原来肥胖的形体也大见消瘦，因为患者年事高，恐过汗伤阳，于原方加炮附子20g，菟丝子30g，用以固养肾气。这样内外结合治疗近两个月，变形的趾关节竟几近恢复，且血尿酸也下降至接近正常水平。

对于痛风的治疗，虽说湿毒之邪为患，但是一定要时时关注热象，如患者的舌苔一见变黄，局部一见热，马上就得回用益母草、黄芩等寒药，且把原处方的温热药用量减少。直到热象全退，尚不能不用凉药，因湿邪黏滞，如一见热退就用温药，很快又会化热。

★膝关节痛，40岁即停经1年

李某，女，40岁，横店人。

不能下蹲起立，面色淡暗，色斑，胃返酸，多梦，子宫肌瘤，停经1年。舌淡暗，苔薄。脉弱无力。

拟：运脾补肾，补气调血。

生黄芪80g　　苍术30g　　鸡血藤50g　　葛根30g

茯苓30g　　　陈皮20g　　　姜半夏15g　　　菟丝子30g

巴戟天30g　　　狗脊30g　　　川续断30g

患者年龄不大，但已停经1年，实为气血两虚，膝关节失养所致。治疗得补养气血，气血足，血脉得畅，关节得养才是正治之道。肾主生殖，是气血之先天来源，所以补养气血，必要从脾肾中求之。虽见子宫肌瘤，也是因气血亏虚无力行血造成。因见关节不利，补肾药选壮骨之品为好。

吴南京分析：

患者因膝关节痛，不能下蹲也不能起立，要么蹲下后站不起来，实在很痛苦。见前医之药方，几乎是方方不离牛膝、独活、威灵仙之属。患者告知，是因为膝关节痛服中药致停经。可见长期服用耗血之燥药，实在危害很深。

笔者治以大补气血两个月余，月经还没行，但患者的膝关节痛倒是大见好转。因患者心急，听说某中医技术好，前去求治，服药一剂月经至，大喜，以为神人。连治半个月，膝关节痛又反复。复来找我治疗，我见其用药以红花、桃仁、三棱、莪术等破血药为主，原来月经的到来是用强行破血所得。我便告知患者因为身体气血两虚，所以一直大剂补养，只用一味鸡血藤疏通且养血，如果见血虚停经，强行用破血药治疗，只有更伤气血。患者大声叫苦。

我于原方加枸杞子30g，嘱患者按本方一直服到月经到来为止。

牛膝不是治疗膝关节痛的专药。膝关节痛有很多原因，有瘀血闭阻，有痰湿闭阻，有风寒湿邪闭阻，有气血不足关节失养等。本患因气血不足，关节失养，再治以牛膝之药性下行的药，反使阳气不升，中焦不运。脾胃为后天之本，阳气不升则脾不能健运，精血又从何来？何况还用独活、威灵仙等燥药大耗气血。

★风痹，大便干结

患者，男，55岁，丽水人。

游走性关节痛，大便干结，多饮，反复口腔溃疡。舌淡暗，边有齿痕。脉沉浊涩稍数，右寸无力。

生黄芪50g	生白术30g	防风10g	桑叶30g
厚朴20g	枳壳20g	当归20g	黄芩15g
干姜15g	巴戟天20g	鸡血藤30g	

大便干结而多饮，是阳明胃热；反复口腔溃疡亦是内热上冲所致。但患者舌淡、脉沉，其病又为气阳不足。气阳不足则肺气不利（肺主气，形寒冷饮则伤肺），水津不布，血不能行而生郁热。火郁发之，治疗得清透发散。关节游走性疼痛，亦为气阳两虚无力祛散风邪，清透祛火亦祛风。

吴南京分析：

如果一见关节是游走性疼痛，就一路的风药燥血，血燥则脉弱，只会越治越虚。治疗痹病，不论是着痹、痛痹还是风痹，都是气血郁滞不行为患，治疗的重点在于畅行血脉，但如果无血可行，又怎么活血？活血的基础前提，一定是有血可行。

教科书上所说的风、寒、湿三邪的痹病，仅是教人怎样区别而已，具体情况还得具体分析。本患从口腔溃疡、脉数，又见游走性的痹痛，一般人都会以清热活血和疏风散邪为治。要知风之所凑，是腠理虚才会使人受邪，治疗之本还是应以补气扶内为主，药用黄芪、巴戟天补气扶阳，加白术、防风，是"玉屏风"加巴戟天的一个变通而已。但防风之疏散，药力太弱，再加桑叶以疏散，但散风之力更足，且桑叶性味甘凉又能散热邪。

治火之要，在于疏散热邪，而不在于苦寒直折。比如实火为重的承气汤，主药亦是枳实和厚朴，而不是大黄，以取厚朴和枳实的疏散之性。火为热之聚，热为火之渐。聚则成火，所以治疗火热之邪，一定要考虑到疏散的问题。但疏散，有散湿、散瘀、散热等不同。

本案患者虽见有反复口腔溃疡，但这火热亦是邪聚之热，所以散邪除了用防风、桑叶散风外，还用厚朴、枳壳以散气结；当归、鸡血藤散血结；再酌用苦寒的黄芩祛邪热。这样使内元足有力驱邪，再加风药、化湿药、理气药、通血药进行各路分散，使气血通而痹病得治。

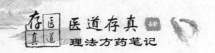
★痹病，地图舌

陈某，女，34岁，东阳人。

面暗，体瘦，患类风湿关节炎数年，手指关节畸形，疼痛不爽。舌淡红，地图苔。脉弦细涩。腰疼痛。

生黄芪100g	苍术30g	厚朴20g	桂枝20g
鸡血藤50g	菟丝子30g	覆盆子30g	炒白芍20g
巴戟天30g	狗脊30g	蜈蚣2条	

一身之气化血行，全赖阳气之温煦，阳虚则运血不利，无力抗外寒。治疗得以补气固肾温阳为根本，辅以调血通络。久病体弱之人，不得猛攻，得补中以通，才不至于损元气。

吴南京分析：

本患病情严重，虽说阳气亏虚为主，但从舌脉上来看，是阴血亦亏，治疗上不得过用温燥之药更耗阴血，如果再过用燥烈之药，到头来必定是阴血亏虚无血可行，所以治疗用药上得以甘药为主，辅以酸收和辛散。

方中大剂黄芪补气，伍以白芍以取酸甘化阴之义，再加大剂鸡血藤养血通络，使气血得补。腰为肾之腑，背为阳之腑，腰背痛是肾阳亏虚，但因患者脉象弦细为阴血亏虚，所以温补肾阳不得再用附子、肉桂等燥烈之药以耗阴血，而是用菟丝子、覆盆子、巴戟天三药合用，温和缓补且固肾生精，酌加桂枝通阳，蜈蚣攻坚通络。

患者调理半个月余，月经干净，来复诊，取前医之方，见方中多是燥热之药和活血化瘀之药，间有重用独活、威灵仙等祛风湿之药。于前方加枸杞子30g。前后治疗近两个月，患者体重增加五六斤，手指畸形稍有好转。询问下得知月经已过20余天，时值天气降温下雨，加独活50g，皂角刺20g，炮附子30g。治疗半个月，手指畸形关节消大半，疼痛已不明显。

治疗类风湿关节炎，最大的难题在于止痛药和激素药的乱用。止痛药过用，则伤脾胃，而激素的应用，从减量到停用需要一个较长的时间过程。笔者一般以大剂生黄芪为治，慢慢地减激素，临床治疗本病较多，效果还理想。

而中医方面的治疗，过用温燥和活血化瘀，大伤阴血，导致无血可活，养阴复脉不利病情，而再活血祛风湿，又使身体更损，实是进退两难。治疗上只有缓补，切不可图一时之快而强攻。

★痹病，四肢关节酸痛、瘙痒

胡某，男，64岁，横店人。

四肢关节酸痛，四肢皮肤瘙痒、水疹。舌红多津。脉沉弱涩浊。

土茯苓60g	黄芩30g	益母草30g	苍术30g
厚朴20g	生黄芪50g	荆芥20g	桂枝15g
鸡血藤30g	狗脊30g		

脾主四肢，脾虚则湿邪内阻，清阳不得充于四肢。湿阻日久而化热，是为肤痒之由。虽见肤痒肢痛，总不外湿邪闭阻。治以运脾化湿，清透郁热。湿阻血行必不畅，治此病必要活血，以应先贤所说"治风行治血，血行风自灭"之意。

吴南京分析：

患者的病机很好分析，关节酸痛、四肢水疹、舌面多津、脉沉浊。一派湿阻之象，治疗自是化湿为上。但四肢皮肤有水疹瘙痒，这是湿郁化热，所以还要考虑到湿热毒的问题。治疗重用土茯苓利湿解毒为主，再伍黄芩、益母草，使解热毒药力更强。

湿邪不论有无化热生毒，就湿邪本身属阴邪，所以治疗湿邪总的原则是"温化"，即用药不能过凉。被称为"育阴利水"的猪苓汤，也可能会过于寒凉，这是治湿邪一个需要注意的问题。所以对于本案脉见沉弱，更要考虑到水湿的温化问题，加用苍术、厚朴、桂枝温阳运中促气化。

患者见四肢关节酸痛，已有明显的血络不通，用黄芪、桂枝、鸡血藤补气通络，使血行顺畅而除痹。因皮肤有水疹，病位在皮肤，加荆芥散邪于外。

155

本案之痹，是痹病中的着痹，病为水湿闭阻关节为患，治疗自然是化湿为大法，但湿阻已化热生毒，这又和教科书中所论述的着痹有些差别，对于湿邪所化生的热毒一定要重视。如果仅仅用温化治疗有热毒的着痹，常会使郁热加重，皮肤瘙痒更严重。

患者说有医生论及此病颇为头痛，总觉得着痹要温化，皮肤瘙痒要用寒凉，但温化之药又助热，寒凉之药又影响气化，不知此热毒是由湿阻所化生，重点还是在于治湿，在治湿的同时，辅以解毒就可。想想可笑。

★痹病，手指麻木十余年

郭某，女，47岁，东阳人。

天气稍转凉则手指冰冷、僵直不能握，全身皮肤麻木十余年。舌淡暗多津。脉沉弱无力。

生黄芪100g	当归30g	桂枝20g	麻黄10g
菟丝子30g	巴戟天30g	陈皮20g	

清阳走四肢，指为肢端，阳气不足则血行不畅，指行血量少是以不温。本患见舌淡暗、脉沉弱，证脉合参，可确诊为阳虚不运。前医治以温阳活血不效，究其原因，在于未用麻黄宣发。

中医之治，药味之差。

吴南京分析：

行医这些年，看过很多中医处方，医院里的中医要么泥于成方不敢变通，要么畏麻黄、大黄、附子等药如虎；民间的中医则见症状而断病，附子、细辛等药猛下以取急功。因为医院的医生有人发工资，稳定为第一要务，所以用药和纯而不敢去变通。民间医生要自食其力，且又没有医院的平台，治疗上不得不求近功而取得生存。

本患原来在医院治疗很久，效果一直不理想，一是补气温阳药的用量不足，二是未用麻黄来振奋阳气外达。

因患者见明显的疼痛，且又见湿阻有寒，最易犯的一个治疗错误，就是用威灵仙、独活等祛风湿止痛药和活血药的组合治疗。要知患者脉沉弱无力，这是气血两虚的表现，治疗的重点在于扶养正气，而不是攻邪。如果再用祛风湿和活血药来治疗，有时亦有缓解的效果，但越治气血耗伤越厉害，病情反而更严重。

笔者重用黄芪之甘温补气，再加当归、菟丝子、巴戟天之辛甘相伍以达补养气阳的作用，使体内的气阳充足，有力运血和散寒。用当归、桂枝养血通脉；桂枝、麻黄振奋阳气外通。

或有人称江南用麻黄10g于桂枝之中，会汗出太过而伤人体阳气。要知方中有大剂黄芪固表，再加菟丝子固阳，区区10g麻黄，又哪会使人汗出太过？

★痹病，伴头晕脚轻

李某，女，69岁，横店人。

头晕脚轻，神疲无力，手指畸形疼痛，僵直不爽，类风湿关节炎。舌红多津，无苔。脉沉细弱稍涩浊。

葛根30g	生黄芪80g	威灵仙30g	炒白芍30g
桂枝15g	鸡血藤50g	菟丝子30g	狗脊30g
陈皮20g			

老年体弱，痹病日久，气阴已伤。虽见阴伤，但滋养不得太过。脾主四肢，滋养太过反制脾气，阳气不充四肢，病更不得愈。是以大剂黄芪之甘，合白芍之酸以化阴。局部血脉闭阻不通，总不外治以通利，但考虑气阴两伤，通利攻散亦不能过，以缓图之。

吴南京分析：

类风湿关节炎见阴伤的患者较多，主要是过服激素和祛风湿活血药。患者初治之时，见痛止，大喜而过服乱服燥血之药。久之则阴耗阳损,所以痹病之阴虚，多见阴阳两虚为患。

本患为年近七旬的老年人，肾气自亏，治疗血必要考虑到肾气问题。虽见阴虚，亦不能过于滋腻，何况江南多湿之地，过于滋腻会使内湿更重。所以治疗上用黄芪、鸡血藤、白芍、菟丝子四药为主以培补气血。葛根之用在于通络。

患者药后半个月，针对疼痛的效果不明显，但脉象明显有力。再在原方基础上加枸杞子30g，独活50g，蜈蚣3条。另外用桂枝、威灵仙、白芷等药煎汤烫手，一天两三次，嘱患者烫手要烫到觉得手指骨头都要酥酥麻麻为止。

又半个月，患者肿胀的手指畸形大见好转，疼痛已几乎感觉不到，自述烫手时，会觉得手指里面会有虫子在咬在爬一样。

对于类风湿关节炎的外治，一定要重视，因为能快速地缓解局部症状。只是对于身体元气亏虚之人不太适合，因为烫手时人会汗出，所以针对元气亏虚之人，得先补虚再烫手。

★痹病伴高血压数十年

胡某，女，62岁，东阳人。

患高血压，关节痛数十年，因月子受寒引起。面热，舌嫩胖，口臭。脉沉涩浊数。

拟：和胃固肾。

杜仲30g	狗脊30g	泽泻20g	苍术30g
怀牛膝30g	葛根30g	厚朴20g	干姜10g
巴戟天30g	丹参30g	紫苏梗20g	黄芩15g

月子受寒，邪已深入骨髓，长年痛疾，大耗元气，加上现已年过花甲，精气大亏，治疗总不外以运脾固肾为根本，缓图之。如治以活血通利，精气更耗。因见面热、口臭，酌加黄芩、丹参以清之即可。阳虚为本之人，见热不得过清。

吴南京分析：

患者口臭，是因为中焦不运，胃的通降不力，使食物长时间停留在胃中才会口臭。而胃的通降，得力于脾的升清健运，如果脾不能健运升清，则胃不能通降，这是脾和胃一升一降的组合。但脾胃的健运动力又源于肾气，肾气亏虚则脾胃失运，所以治疗本患用苍术、厚朴、紫苏梗、干姜运中降逆。

面为心之华，心火要有肾水的涵养才能下潜于肾。面热是心之浮火为患，治疗自要清心，更要固肾纳阳。仿"交泰丸"（交泰丸用黄连清心，肉桂温肾，使心火清而能下潜，肉桂温阳，以纳下潜之阳气。肾为阴阳之根，纯用阴药纳不了阳，得有阳药为引才能纳阳，这是潜阳的根本问题，而不能见热气上浮就用阴药来清），用丹参清心，黄芩清肺，共清上焦之浮热；用狗脊、杜仲、巴戟天温肾以纳阳；用泽泻、怀牛膝之下行之性，促使上浮之火下行于肾，这就是温肾潜阳之法。但患者已见面上浮热，且关节痹痛，因此选择一些既能温补肾阳，又能祛风壮骨的温肾药，而不是用附子、肉桂来治疗。

患者脉浊、舌胖是湿阻之症，方中用较大量的化湿药，且用葛根和温肾药之组合的升清，泽泻、怀牛膝、黄芩、厚朴的顺降气机，进行气机的升降调整。使湿祛阳潜，筋骨得壮而除痹。

本患病情长久，加上年过花甲，治疗上切不可见痛治痛，独活、威灵仙等祛风湿药不可用，以免更耗损气血。通络用药也仅用葛根和丹参两味。

★痹病，类风湿关节炎

陈某，女，34岁，魏山人。

类风湿关节炎，体疲面暗。舌淡红。脉沉涩数。神疲无力，指畸形，疼痛。

生黄芪60g	陈皮20g	枸杞子30g	菟丝子30g
炒白芍30g	狗脊30g	威灵仙30g	桂枝20g
徐长卿30g	鸡血藤50g	蜈蚣2条	

此患阴阳俱虚，治疗实为棘手。但补虚不外调和脾肾。但病情又重，只得攻补兼施缓图之。虽是风湿，但对于阴阳俱虚之人，燥药攻破切忌太过，如急于求成，攻散太过，反伤元气，病不起。

吴南京分析：

患者久病，又病急乱治，以致元气大伤，治疗不能再攻破太过，仿孙真人

"独活寄生汤"之意，在培补气血的基础上加以祛风湿通络。

治疗月余，患者精神好转，指关节疼痛有所缓解，脉象亦转有力，但关节肿胀畸形的治疗效果不明显。加外治法：威灵仙、桂枝、白芷、红花等药煎煮外烫手，一天两次。患者药后大汗，恐伤阳气，于原方加黄芪40g，炮附子20g。通过内服外烫洗的治疗，半个月后疼痛几乎消失，关节畸形亦大见好转。先后治疗近八个月，畸形的关节总算基本正常，时值冬天，嘱患者服膏方缓治。

膏方用药如下。

生黄芪1000g	党参500g	陈皮300g	苍术500g
枸杞子1000g	菟丝子1000g	炒白芍500g	狗脊1000g
威灵仙500g	桂枝300g	当归500g	徐长卿300g
鸡血藤500g	蜈蚣30条	炮附子500g	茯苓500g
泽泻300g	鹿角胶250g	龟甲胶250g	穿山甲200g
地龙200g			

类风湿关节炎属虚证，但因为疼痛的问题，很多患者只图一时之止痛效果，见疼痛得止，亦不再进行巩固治疗，这是难愈之原因。

★脊柱病，四肢不举而废

余某，男，17岁，杭州人。

胖，四肢不举而废，胃脘痞胀，脊柱变形。舌瘦，苔腻。夜中口渴。脉沉细涩浊数，两尺无力。

天花粉30g	麦冬30g	苍术30g	厚朴20g
丹参30g	防风10g	狗脊30g	菟丝子30g
生黄芪50g	鸡血藤30g	蜈蚣2条	

此症复杂难治，舌瘦、口渴、脉细数是阴虚。胃为阳明，失津则痞。体胖、苔腻，又为湿阻，治疗又得补气运中，加清养上焦肺阴为根本。病程长久，血脉不和，但活血化瘀药得斟酌使用，以免更耗津血。虽见肾虚，但此时宜以养肾为次。

吴南京分析：

脾肾两虚，如以脾虚失运为主要见症时，得先运脾。因为脾胃为气机升降之枢，又为后天之本，如果脾胃失运，则食物的营养不能有效地消化吸收，肾气一样不能补。本患见脾虚湿阻明显，使气机失畅不通，治疗自当以健运脾胃为上，而养肾为次。

另外用黄芪、威灵仙、紫苏叶等药煎取，在洗澡时进行药浴。

患者治疗1个月余，复诊时见四肢力量稍加强，胃痞好转，但食冷物后仍然痞胀难受，夜中口不渴，原来瘦小的舌稍见增大。原方加威灵仙30g，杜仲30g，又治疗月余，体重略有下降，四肢力量明显加强，舌苔腻好转。依上述思路本患前后治疗近半年，体重下降近二十斤，除脊柱变形外，其他症状均明显好转，已可以生活自理。

本患病情严重，实难痊愈，已非草药所能力及，看来中医实有不治之症，所幸患者症状有很明显的改善，生活能自理，亦减少家人的负担。

从患者的病情来看，最主要的不外是阳气先亏，后阳虚生湿生瘀，以至于阳损及阴，使阴阳并损。但湿瘀互阻严重之时，切忌温阳太过，亦不能养阴太过，更不能攻邪太过。病情到如此地步，在短时间内有理想的治疗效果是不现实的，务使整个处方的平衡以和纯为上，缓缓图之。

★痛风伴舌嫩尖红

陈某，男，35岁，永康人。

高血尿酸。舌嫩，边尖偏红。脉弦涩浊稍数。

| 土茯苓100g | 苍术30g | 厚朴20g | 生黄芪50g |
| 鸡血藤50g | 巴戟天30g | 威灵仙20g | 泽泻20g |
| 桂枝15g |

痛风之患，不外湿阻化热生毒闭阻脉络。舌嫩、脉弦浊是为内湿；舌边尖红、脉数是为有热。治疗重用土茯苓祛湿，加苍术、泽泻、桂枝合于土茯苓，取"五苓散"之意，温化湿邪。先贤论痹多从风寒湿，但痛风属于湿热毒药。

吴南京分析:

治病先审虚实,患者见脉弦涩明显,属湿浊闭阻之标实证,治疗当以急治病标,所以重用土茯苓以祛湿毒。再伍以苍术、厚朴、威灵仙、桂枝、鸡血藤诸药燥湿通络。利湿必伤气阳,何况患者见舌嫩之阳虚证,所以加用黄芪、巴戟天以补气温阳促气化。虽说患者热象不甚明显,但有见舌尖边红,脉又偏数,所以温阳药不能太过,而是用温纯和缓的药为宜,如补气温阳药太过,又见病标较重,最易使湿毒加重。

对于治疗痛风的湿热用药,印会河多用滑石、木通、黄芩、黄连等为祛邪之药,朱良春则重用萆草,也有些医家提出用虎杖等药为治,这都是一些不错的选择。笔者多以土茯苓泄浊祛毒为治疗痛风湿热毒的要药。土茯苓药性和平,不会过寒过热,能利水,又有很好的解毒作用,并且口感不错。痛风的治疗,不可能一蹴而就,必然要经过一个较长的过程,所以服药除了效果确切之外,口感也很关键。所以笔者除了用土茯苓治疗痛风外,还常用于治疗妇科炎症见湿毒之标证明显的患者,廖仲纯则有重用土茯苓治疗湿阻头痛。

痛风虽说是湿热毒之邪,但湿邪为阴邪,要从温化,用药切不可过寒凉。因为热毒是为湿所化生,用药过寒则伤脾胃,脾胃一伤运化无权湿更阻,热毒药永不得除。虽有医者用虎杖等药治疗,近期效果良好,一两剂药就见疼痛大减,但寒凉之药伤阳气,则使湿更不易化。如本患热象不明显,所以用土茯苓和泽泻就可,而未再加用黄芩等寒凉药以免伤正。

★痹病,肩颈痛伴肢麻

朱某,女,60岁,江苏人。

高血压,腰颈、肩关节痛,体偏胖,肢麻,膝无力,夜尿频。脉沉弱。舌淡胖。

党参30g	苍术30g	厚朴20g	茯苓50g
巴戟天30g	桂枝20g	鸡血藤50g	狗脊30g
泽泻20g	天麻20g		

脉弱、舌淡胖、膝无力诸症并见，肾虚可知，治疗当脾肾并补，前医一见夜尿频不取用利尿药，反使湿邪闭阻，痹痛不除。今取温阳利水，阳气一通则气化足，夜尿自止。酌加鸡血藤通脉，天麻平肝。治疗月余，痹痛大减，血压亦降。后减茯苓、泽泻用量再巩固治疗。

吴南京分析：

治病当分标本，标急则治标，标不急则固本。本患见湿阻明显，虽有阳虚，但治疗亦当以急祛湿邪，取"真武汤"之意变通而用药。苍术、厚朴、茯苓、巴戟天、桂枝、狗脊、泽泻温阳利水，使水邪速祛而保阳气。因患者年过花甲，元气必虚，所以选择的温阳药不用附子、干姜之燥烈药，而是用巴戟天、狗脊等药性温和之药为好，再加党参养血，以免利水伤阴。

患者有高血压，不外是因为湿阻，使血的性质变得黏稠而不畅，使血流对血管壁产生的压力过大。治疗时只要把湿邪化开，自能使血压下降。

用天麻之意，在于平肝降气，与茯苓、泽泻的合用，促使阳气下潜。阳气要潜于肾中，才能发挥正常的生理功能。真武汤中用白芍于附子之中，是用白芍柔肝平肝，伍于渗利药中以潜阳气。我用天麻易白芍，因为天麻的平肝降气力更强。

患者是因为湿阻关节，阳气不足升发无力，才使腰和颈痛，治疗的重点不是祛风湿，而是补养为上，辅以疏通就可，所以活血药亦选用有养血功能的鸡血藤，而不用姜黄等燥药为治。

★痹病，十指痛

李某，男，70岁，横店人。

脉沉弱细涩而稍数。舌暗红裂纹。十指痛，体疲，面暗，稍动则发热。

生黄芪80g	当归20g	鸡血藤30g	桂枝20g
麦冬30g	炒白芍30g	威灵仙30g	菟丝子30g
狗脊30g			

此为阴阳俱虚之象，阴虚脉不充，阳虚血不得运，痹阻由此而生，治疗得阴阳并补。大剂生黄芪补气以推动血运，麦冬、白芍甘酸以养阴，桂枝、黄芪辛甘以化阳。辅以菟丝子、狗脊固肾。在阴阳并补的基础上，治以畅血通脉，才不至于伤元气，切忌祛散太过。

吴南京分析：

本患的症状分析都很简单，但稍动则发热，使很多医生疑惑。要知人动则生阳，静则养阴。稍运则发热，这是虚阳外浮的表现。治疗上除了补气通脉，还要考虑到元气的收敛归藏问题。

《内经》说肝为罢极之本，又主疏泄。可以说肝是一身元气升发的门户，是人身阳气的萌发点。人的运动所需要的能量全通过这个门户提取，人一运动，所需要的能量就增加，如果门户开得过大，人就会马上发热，本案患者的动则发热，要考虑到平肝柔肝的问题。于是用麦冬清肺以肃气、白芍平肝柔肝以关门户、菟丝子固肾以温补，且白芍的用量较大，这样才能使补气通血，祛散风湿之邪时，不至于扰动肾元根本。

老年人，又见脉象沉细无力，疏通气血不能太过，特别是活血药得选择具有养血作用的中药，所以本案用当归、鸡血藤之类以养血通脉，以免伤正。

本病治疗较好，数剂药后，十指疼痛即消除。治疗半个月，干较重的活时也不会见大热。

笔记63：伤痛

★陈伤两年余，变天则痛

吴某，男，40岁，东阳人。

左下肢受伤两年余，骨折虽愈，但变天则痛，平时手按亦痛。体胖面暗。舌淡胖，边有齿痕。脉沉细弱稍涩浊。

拟：健脾固肾，养血祛风。

生黄芪50g	苍术30g	陈皮30g	菟丝子30g
川续断30g	狗脊30g	鸡血藤50g	麻黄5g
威灵仙20g	徐长卿20g		

受伤后期必防风湿，病患见沉细弱脉，知元气已然亏虚。元气亏虚无力运血，无力托邪外出，致使疼痛不止。前医治以活血化瘀，徒耗精血。先后天并重调补，因肾主骨，精足则髓充。因体弱，桃仁、红花等活血药不宜用，当归过润，所以取一味鸡血藤养血调血，少佐风药以散外邪。脾胃为后天之本，虚则无力运化。

吴南京分析：

外伤骨折，伤筋动骨使人体血脉瘀阻自不必说，另外瘀血闭阻，陈血不祛，而新血不生，加上受伤疼痛，忍痛的过程中会大耗人体元气。所以外伤后期，多见气血不足。气血亏虚，则无力抗外邪，所以受伤后期，都要考虑到风寒湿之邪痹着局部的问题，治疗上也一样得重视祛风湿。

本患见舌淡、脉沉弱无力，是气阳大亏，治疗自当以补气温阳为上，但患者骨伤后疼痛，还必须考虑壮骨祛风，所以温肾药不用肉桂、附子等药，而是用川续断、狗脊等有温补肾阳，又有壮骨祛风作用的中药。

我令患者把药煎三次，第一次和第二次的药汁内服，煎第三次时，加生姜50g，切片后和中药渣混合，把煎好的药趁热外泡洗局部。泡洗后再外搽红花油或活络油等有通脉活血作用的中成药。

陈伤虽多以虚瘀互见，但一定要重视血瘀化热的问题。久瘀多见化热，很多患者骨折愈合后，长期疼痛，天气晴雨变化会疼痛这自是多见，还有很多人见局部会红热肿痛的热证，而舌脉又是虚寒之象。针对久瘀化热，在热象明显之时，可加用忍冬藤，更可用生大黄、生栀子、白芷、红花等药外敷，可以快速退瘀热。另外，在瘀结化热之时，还要询问患者的大便情况，如果大便不畅或秘结不通，一定要通腑，否则瘀热难退。

★左腿骨折近10天，疼痛，胀肿

患者，女，82岁，浦江人。

骨折近10天，左腿骨折，疼痛，胀肿。因年事高不予手术。见舌淡，脉弱。神疲，便软。

补骨脂30g	骨碎补30g	川续断30g	陈皮20g
菟丝子30g	鸡血藤50g	生黄芪50g	苍术30g
土鳖虫15g			

舌淡、脉弱、神疲、便软并见，是元气已亏，何况是年过八旬的高年之人，所以治疗时虽说有瘀肿局部，总不得攻破太过，治疗还得以运脾固肾为本。如见瘀肿，不审体质之强弱，年事之高低，猛药攻击，必成坏证。

吴南京分析：

骨折之初，治疗必是凉血、止血、逐瘀为上，以免出血更严重。但本患已骨折十余天，局部出血已止，治疗的重点已不在止血，而在于化瘀。但患者年事已高，且有明显的虚证，所以攻瘀也不得太过，以免更伤元气。笔者只用了鸡血藤和土鳖虫两药。

治伤之药，多以活血逐瘀为上，我见很多药方，多以乳香、没药、延胡索之属猛下，不知乳香、没药为树脂，入胃后最易腻胃口，很多伤者伤没治好，胃口先败，何况江南为多湿之地。

肾主骨，骨折的愈合，必要以补肾壮骨为主。本案患者年事已高，肾气亏虚更不用说，治疗自然是以大补肾气为主。所以方中用补骨脂、骨碎补、菟丝子、川续断等药为核心用药，补肾壮骨以促进骨折的愈合。患者见脉弱、神疲，这是气虚，所以用黄芪以补气。至于瘀血内阻，必要祛散，但红花、桃仁等药，耗气伤血的不良反应明显，在只有如当归、鸡血藤等少数的活血药中才具有补气作用。因患者便软，所以不用当归之润，以防便溏更伤阳气，而用鸡血藤和土鳖虫。

另外，用生大黄、生栀子、红花、白芷、自然铜、冰片等药外敷局部，以加强治疗效果。

★头部陈伤，时有头顶痛

付某，女，58岁，东阳人。

头部外伤手术史，不时头顶痛。面暗。舌胖嫩，苔腻。脉沉细弱，稍弦涩。

天麻20g	钩藤20g	姜半夏15g	苍术30g
厚朴20g	茯苓50g	巴戟天30g	泽泻20g
杜仲30g	狗脊30g	鸡血藤50g	生黄芪50g

本患从舌脉可知是阳虚湿阻，治以潜阳化湿。头痛有手术后瘀阻，更有湿气上逆。巅顶为逆阴肝所主，肝内寄相火，为一身阳气之门户，辅以天麻、钩藤平肝以潜阳，再合泽泻、茯苓渗利下降，使阳气得固潜而湿祛，所以病情快速好转，服药1周病去大半。

吴南京分析：

对于巅顶头痛，大多套治于"吴茱萸汤"，而本患则是湿瘀互结之痛。头部外伤手术，必有瘀滞留于脑络之中，治疗的重点在于化湿通络，而不是温阳。患者见舌胖苔腻，不化湿而过用温药，反易生湿热。治湿之要，在于运化中焦和固肾气。且阳气必要潜藏于肾中，才能从根本上达到化湿的效果。

本患见脉象沉细弱，是元气不足，用黄芪、半夏、苍术、厚朴、茯苓补气运中而化湿；巴戟天、杜仲、狗脊、泽泻补肾壮骨而补养先天。再加平肝使阳气下潜，一味鸡血藤活血通络。

治病之要在于调气，水湿上逆，只要把水湿之邪化开，气机下降，自解头部之困扰。临床治疗上，如水气凌心、本案的水邪扰头这些水邪上逆的疾病，治疗重点在于通利而降气逆；而盆腔炎、下肢静脉曲张等疾病是元气升发无力，气机下陷，治疗的重点在于促进气机的升发。但不论气机的上升，还是下降，脾胃都是气机运转的枢纽，都要健运脾胃，才能使气机升降的道路畅通。所以在治病之时，必定先要考虑气机升降出入的失调问题，再落实五脏的功能问题，最后才是病邪的问题，把此三者结合起来分析病情，自能一目了然。如廖仲纯说治火在于治气，就是这个道理。

★腰急性扭伤后

黄某，女，48岁，杭州人。

素有妇科炎症，腰急性扭伤后看中医伤科，药后炎症加重。见其过用活血燥热之药。脉沉涩浊数，体胖，舌嫩胖。

生黄芪50g	苍术30g	厚朴20g	茯苓50g
桂枝20g	鸡血藤30g	狗脊30g	川续断30g
益母草30g	马齿苋30g	败酱草30g	

治伤之药大多辛燥，过服则耗气伤血。妇科炎症为湿热之患，辛燥之药助火伤血，因此炎症复发。观患者脉沉、舌胖嫩，是气虚不足无力升发和运血。伤不愈是气虚无力运血，炎症亦是气虚不升而不愈。治疗总以补气运脾为主，外辅活血壮骨。因湿热郁结，酌加马齿苋、败酱草而已。

吴南京分析：

治伤之中药，多用辛温燥烈的活血化瘀药，特别是一些民间骨伤科诊所，更是一片燥药乱治，不论何伤统统用一个药方，谓之是"家传秘方"。把药抓来看，不外是姜黄、红花、川芎、乳香、没药等药，这些药要么燥烈伤正，要么药性黏滞而碍中焦之运。笔者行医过程中，多见一些久治不好的伤科患者，用药都是千篇一律。

本案患者，用黄芪、苍术、厚朴、茯苓、桂枝补气运中促升发气机；狗脊、川续断、桂枝、鸡血藤壮骨活血通络；益母草、马齿苋、败酱草清解热毒。

患者治疗半个月，体重下降三四斤，腰痛大减，且妇科炎症亦愈。患者很好奇，说她的腰伤治疗有一年余，去伤科那里治，妇科炎症加重；又去看妇科，炎症稍好，但腰伤又更疼痛。我只看到患者伤科用燥药，但没有看到妇科炎症的用药，但从患者口中可以知道，都是寒凉解毒来治疗，用药过寒，阳气更虚，气化更不利，血行更不畅，湿邪更重才会使腰伤严重起来。

急性腰扭伤，初治在于疏通气血，而不是用燥血伤津的活血药为治。伤者适当的休息，找痛点，用化瘀开窍药外敷就可。如果疼痛严重，可找委中穴刺血，或手背的腰痛点针刺，效果都理想。

笔记64： 皮肤病

★肤痒，高血糖

沈某，女，63岁，杭州人。

太阳稍晒则皮肤瘙痒，高血糖。舌淡胖，瘀斑。脉沉细无力，稍数。

生黄芪50g	白茅根50g	益母草30g	桑叶30g
苍术30g	陈皮20g	菟丝子30g	狗脊30g
鸡血藤30g			

肺为五脏之华盖，主皮毛，主气。气虚则皮毛失养无力抗外邪。本患见脉沉细无力、舌淡胖，气虚症现，血糖增高，亦不外气虚无力气化，湿阻化热而已。治以补气固肾，辅以清养和血，白茅根、益母草、桑叶清透郁热，清养肺本。

吴南京分析：

病人湿瘀互结非常明显，治疗总得分消湿瘀。太阳光属阳，太阳一晒则痒，说明皮肤有瘀热，加之病人见湿瘀互结，可以得知，是湿瘀阻滞日久化热，因热郁于皮肤，治疗得外透为要，而不得过用苦寒内泄，总因病患年高久病元气亏虚，内扶正气，分消诸邪，使邪去不伤正。

★皮痒，紫外线过敏

刘某，女，70岁，杭州人。

阳光性过敏。舌淡多津。脉沉细弦稍数，右弱左弦。

党参30g	苍术30g	陈皮20g	黄芩20g
益母草30g	荆芥15g	菟丝子30g	杜仲30g
鸡血藤30g	徐长卿20g	仙鹤草50g	

高年之人，残阳上浮，腠理郁热是肤痒之由，治以调脾固肾为本，元气充足而有力驱郁热外散。辅以荆芥散郁热，益母草清透血热，黄芩直折肺热以清皮毛。郁热日久，血行不畅，辅以和血养血，切忌风药太过而伤元气。

吴南京分析：

肺主皮毛，阳光为阳气，阳光一晒则皮痒，这是肺之郁热造成，治疗上多以清热瘀凉血、祛风活血为治，但本患年到古稀，又见舌淡暗、脉沉细，这是明显的肾气亏虚之象，所以治疗上应以固肾纳气为主。因肺主气，肺气足才能祛邪外出，肺气弱则无力抗邪而使皮肤病反复。

用党参、菟丝子、杜仲补气固肾；荆芥、仙鹤草两药一散一收，对腠理进行调节。虽说麻黄宣肺力强，但患者体虚还是用药性缓和的荆芥为上。患者见舌面多津、脉涩浊，这是湿瘀互结之象，用鸡血藤、益母草活血；徐长卿祛风胜湿，再合以苍术、陈皮以运中化湿，使湿瘀分消。

患者治疗月余，病情有所缓解。但因天气已入夏天，考虑太阳热炽太过，于原方加白茅根50g继续治疗。

治疗日光性过敏，首要考虑日光是纯阳之热性。肺主皮毛，皮毛中有邪郁滞不通又有化热，日光一晒，才会见瘙痒过敏。治疗自要清透皮肤中的郁滞热邪。祛散皮肤中的病邪，全赖肺气的充足，如果肺气弱，则散邪无力，肺气足才能驱邪外出。本患者古稀之年，还要考虑肾气的问题，所以治疗上应以补气固肾为根本，元气充足了才能散邪外出。如果用药过寒，反使肌肤中的邪气郁滞不散，虽说服药时稍好，但郁滞之邪没祛除，病情反复不愈。

皮肤之病，要重视外治法。对本患另用黄芪、紫苏叶、桑叶、仙鹤草、黄芩、益母草等药进行药浴。每逢洗澡，都用药浴进行。外治之理和内治相同，亦是补气和散邪活血并行。

★皮肤瘙痒，荨麻疹

鲁某，男，80岁，杭州人。

过敏性荨麻疹。舌暗胖，苔厚。面暗，体胖。脉沉细弱涩数，左强右弱。

荆芥15g	苍术30g	陈皮20g	黄芪50g
黄芩20g	益母草30g	菟丝子30g	狗脊30g
徐长卿30g	仙鹤草50g	鸡血藤30g	

患者一派阳虚湿阻之象，湿邪闭阻，气机不畅，日久化热而肤痒，治以清透郁热以止痒，和血调补以养元气。80岁高龄，切忌风药散邪太过，前医治以清热祛风，是攻其无过，根本不固何以治病？

吴南京分析：

皮肤过敏，根本在于肺气虚，治疗一切皮肤过敏，一定要补肺气以实皮毛。《内经》病机说痒为有火热，但这热亦是气血郁滞之热。气虚则血失运，水湿亦失运，由是造成水瘀互结而化热。气虚无力驱邪外出，久郁肌肤，一有他邪牵扰，马上就发作而见瘙痒。

如本患见湿瘀互结而化热，治以分消湿瘀，用荆芥、苍术、陈皮、黄芩、徐长卿燥湿；益母草、鸡血藤化瘀；荆芥、苍术、黄芩、益母草、徐长卿合用以清透郁热。因病年事已高，加菟丝子、狗脊以固养肾元。另外，对于腠理的调节，用荆芥之散，合黄芪之固；徐长卿之散，伍仙鹤草之收，这两组药的一收一散，以实皮毛，防外邪之扰。

从整体上来看，荨麻疹总是虚证，因元气亏虚无力托邪外出。所以，治疗过敏性皮肤病，可以用外科的"托法"来治，补内虚而托散病邪外出。但一定要活血化瘀，瘀血不化，过敏必定难愈。

另外，对于郁热的轻重，治疗上有所变化。如果患者逢过敏发作时，肌肤郁热明显，治疗时可以加大清透邪毒的药物，如金银花、连翘、黄芩等药，可以大剂应用，三五天后热邪退祛，再减少清热药量。

虽见阳虚，但温阳药不能太过，以免和郁滞之热邪相合，使病情加重。

★四肢根部内侧风疹、痒

张某，女，40岁，东阳人。

四肢根部内侧风疹、痒。形体偏胖，额部及眼眶色暗，颧红。脉弦涩数。月经三个月未行。舌淡暗胖，苔滑腻。

黄芩20g	益母草30g	荆芥15g	苍术30g
干姜15g	大黄10g	菟丝子30g	鸡血藤30g
徐长卿30g	党参30g	茯苓50g	

脾胃主四肢，四肢风疹是由脾胃热积，郁滞不化而得。观舌、脉是以痰热为患，治以运脾化痰、清透，更以黄芩、大黄泄阳明之火。徐长卿一药，本人常用于痹病疼痛及肤痒风疹，效果不错，因此本案采用。

吴南京分析：

患者体胖、舌淡胖、舌苔滑腻、脉弦一派湿浊闭阻之象。湿浊为阴邪，性黏滞，易阻阳气的升发，影响血行。痰湿和瘀血裹结一起，难解难分，要以分消为治，但治疗上一定要重视化湿浊，而不能以活血为主。湿浊一祛，血自和畅。方中用黄芩、益母草、荆芥、苍术、徐长卿、茯苓等药，燥化和渗利结合以化湿浊；患者见颧红、脉数，时值瘀热毒盛，日夜瘙痒，所以用黄芩、大黄折泄郁热以止痒。

在发作期，治疗风疹肤痒一定要果断用药，急泄郁热毒以治标。用荆芥、徐长卿散邪外出，用黄芩、大黄泄热于内。再以益母草、鸡血藤、大黄消散瘀滞；茯苓、苍术运化水湿。这样进行内外分消病邪，使邪盛得以速祛。待瘙痒缓解后，再进行综合性的身体调理，以期痊愈。

患者月经三个月不行，是因为湿浊瘀血闭阻造成，不能强行用破血之药来通月经。

患者用药一剂就瘙痒顿止，夜里能安然入睡。治疗数日，小腹疼痛，是月经将至，因瘀阻而月经难下，加红花15g以促月经下排。行经期间，排瘀血块甚多，体重下降三四斤，瘙痒结痂。月经干净后再治以健脾、疏风、养血，用党参、苍术、厚朴、桑叶、益母草、菟丝子等药出入巩固调理身体。

★慢性荨麻疹，舌淡胖，边有齿痕，苔滑腻

张某，男，19岁，兰溪人。

面暗，不时皮肤风痒。舌淡胖，边有齿痕，苔滑腻。脉沉细弱稍涩浊。

拟：补气固表，调血祛风。

生黄芪60g	苍术30g	陈皮20g	防风10g
干姜15g	茯苓30g	黄芩20g	仙鹤草50g
巴戟天30g	菟丝子30g	益母草30g	

荨麻疹，为风湿阻于体表肌肤，郁久化热而成。风湿会长久滞留于体表，主要原因在于肺气虚，无力祛散风湿。治湿在于运脾补气，所以治疗慢性荨麻疹的核心根本在于脾肺。风湿滞留不去，影响气血运畅，所以治疗时必要活血。郁久化热，治表之热得清肃肺气。补风而祛外才是治本之法，风药过用，反化热耗气伤津。

吴南京分析：

荨麻疹的治疗，要分发作期间和平时的全面调理。发作期间，皮肤瘙痒严重，治疗以清血透热为主，以金银花、连翘之类具清热解毒又能透热外出的药为主。另外，还得再加荆芥等风药，可促使郁滞于肌肤的郁热快速向外透散。还可配合针刺血海、曲池、鱼际等穴，可以明显地提高治疗效果。而对于平时的治疗，在于针对身体的全面调理为上。

本案患者，是在没有发作时来治疗，所以针对患者气阳两虚而见明显湿阻的

病机，进行补气运脾化湿，酌加清透郁热为治。切忌过用风药耗散元气。

此类患者，笔者治疗较多，特别是长久不愈、反复发作的慢性荨麻疹，大多都见明显的脾肾两虚、湿邪闭阻，因此治疗用的药方，都是大队的散风活血之药。也就是说，"风药+活血药"好像已成为过敏症的专用治疗套路。要知散风之解表药和活血化瘀药都有耗气伤血的不良反应，久久服之，气血两虚。气虚则无力固表，亦无力驱散内在的病邪，气虚日久则气化不足，身体的水湿不运，水湿之邪和郁闭在肌肤的风邪相合，久久难去。这才是慢性荨麻疹反复难愈的根由。

慢性荨麻疹的风湿之邪郁滞肌肤，久而影响血行不畅，所以治疗慢性荨麻疹一定要活血化瘀，但所用活血药选择药性和纯的调血药为好，因肌肤有郁热，活血药以凉性的为上。益母草不仅能活血，还能解毒利湿，另有很好的透风作用，所以笔者治疗本病，活血药用益母草的频率较高。

★慢性荨麻疹，不时潮热、汗出

患者，女，60岁，丽水人。

面部、口角、两颊及眼眶色暗，两颧偏红。不时潮热、汗出。舌暗红、苔腻，有瘀斑。脉沉涩浊。

拟：固肾养血，祛风透热。

益母草30g	荆芥15g	菟丝子30g	狗脊30g
桑叶30g	黄芩15g	生黄芪50g	巴戟天20g
陈皮20g	苍术30g	鸡血藤50g	

荨麻疹为体虚受风，风邪阻于肌肤无力外透所致，治疗得以养内解外。风邪郁阻日久而化热，治疗得清透郁热。本患年已花甲，见颧红、潮热实为下元虚阳上浮，治疗必得固下元根本，重用桑叶以取清肺肃气之力，使元阳下潜。风邪郁阻而并见湿瘀互结，治疗不得不辅以养血化湿。

吴南京分析：

在肌肤之邪要疏透才能愈，元气亏虚又见虚阳上浮之患，风药过用会动摇下元根本，所以祛散风邪之用药以药性较缓和的荆芥、桑叶进行疏散，切不可用麻黄之属，药性太猛，以使下元动摇而不利养正。

慢性荨麻疹患者，未有元气不亏虚者，用黄芪、巴戟天补气温阳以扶风，使内元足才能驱邪外出。这是治疗荨麻疹的关键，将中医外科的托法移用于本病。托法指的是身体元气虚，又见邪较重，治疗上重在扶内在之正气，酌加风药等祛邪药，使邪气外出称为托。托法的核心在于扶补正气，如果内在的元气不足，再强行用祛邪药，只会使元气虚上更虚。

本案见湿瘀互结，又有外邪滞阻于腠理，所以治邪之要，不仅仅是用风药以疏散，更要活血化湿，如果湿和瘀不化，只会使邪气留恋于腠理不能外泄，所以治疗上重用活血化湿之品。

治疗慢性荨麻疹，必定要活血化瘀，瘀血不祛，病必不愈。但对于祛瘀药的使用，本案用益母草和鸡血藤。益母草不仅能活血，还能清透血中伏热；而鸡血藤则能养血，血足而肌肤得养而润风药之燥。

★痤疮，四肢逆冷

程某，女，28岁。

面部大量硬结痤疮，四肢逆冷，脉涩浊稍数，舌红、舌尖偏红。腰酸，神疲无力。

黄芩20g	苍术30g	陈皮20g	生黄芪50g
菟丝子30g	杜仲30g	覆盆子30g	泽泻15g
益母草30g	鸡血藤50g	紫苏叶20g	

本患明显气阳两伤，虽见痤疮，亦为虚阳上扰而成，治疗得以固肾纳阳，使阳气下潜才是治本之道。但痤疮之病，不外湿热，所以运脾调中促运化，使湿祛热除，更加黄芩苦泄、益母草清透散结，紫苏叶运中外散以治火之标。用药不得过寒凉。

吴南京分析：

心主血脉，其华在面。面部之病多与心火有关。

175

患者虽见面部痤疮，但有明显的四肢逆冷、腰酸的症状存在，可知病之根本在于肾阳亏虚，虚火上扰才成。治疗上自要固肾纳阳为根本。用菟丝子、杜仲、覆盆子固肾纳阳；用黄芩清上、益母草清透血分之热、泽泻去下焦之湿热，三药合用以促进上浮之阳得以下潜，共起到温肾潜阳之效。阳气的下潜，并非一定要用龙骨等金石重镇才叫潜，而是要审阳气不潜的根本所在。如湿邪阻滞造成的阳气不潜，治疗要化湿邪，湿邪去了，阳气下潜的通路才得以通畅；有瘀血引起的阳气下潜通路失畅，治疗又得通血脉为治。《医林改错》中提到的瘀血失眠，就是因为瘀血造成阳气下潜的通路失畅，上焦浮火不能下潜，扰乱心神而失眠，用活血化瘀药来治疗，瘀血祛除，气机通畅，阳气自下潜。所以潜阳一说，切不可乱用金石之药来重镇。

另外，本患又有明显的神疲气短等气虚之症，所以治疗上也必要补气，用黄芪补气，紫苏叶之升浮之性，促进气机的升发。

痤疮为病，必有火热之毒。经曰"火郁发之"，痤疮是火邪郁结为患，治疗切不可重用清热解毒药为用，过用清热解毒，反使火邪内闭不能外散。本患原来的痤疮不会硬结，就是被中医过用清热解毒来治疗，越治痤疮越结，越治越重。

患者服药数日，月经至，嘱其经期不停药，以促进经水下泄，使上浮之火为之下降。但针对有正常月经周期的育龄女性，等到月经干净后，不应用黄芪的升浮，而用党参为好。

★皮肤溃烂，下肢水肿

吴某，女，17岁，横店人。

头上皮肤烂痒，下肢水肿，左足跟肌腱疼痛，面暗，唇紫。舌红，芒刺，痰线。脉沉涩浊数，两尺无力。

生黄芪50g	苍术30g	防风10g	黄芩20g
连翘20g	益母草30g	鸡血藤30g	菟丝子30g
徐长卿30g			

脉数，舌头芒刺，可见热重，皮肤溃烂而痒，多为热毒炽盛所致。

"大火食气"，内热太过则耗气，气耗则肺不利所以下肢水肿，气血无力运血，热毒瘀阻不能化，所以疮疡难愈。治疗热毒得清热解毒，气虚则补气通经活络。加一味防风，引药上行于至高之巅。

吴南京分析：

本患已服寒凉解毒药无数，服药时烂痒稍好，一停药发作更严重。

病情从表面上看是有热，但脉象却是沉涩脉；舌尖上虽有芒刺，但舌上有两条痰线。所以说明病之标是有热，但其根本还是虚而有湿。两尺脉无力，亦是内虚之象。所以，本病的治疗，单纯用苦寒药来清热解毒，只有更伤元气，而要补气内托，加清热透毒，使邪外出。

中医治疗疮疡病，有消、托、补之治，消是针对疮疡初起，邪气实盛之时；托是针对疮疡病见元气已虚，无力托毒外出，而疮疡难愈；补是针对疮疡后期，邪气已祛除，但正气未复。

本案患者见邪实正虚，自是体虚无力托邪外出。用黄芪、菟丝子补内，防风、苍术、徐长卿散邪外出。因热毒尚明显，用黄芩、连翘、益母草散瘀解毒。患者因见下肢水肿，且脉沉，虽见有湿，亦不用渗利药，因渗利之药性下行，用则气机下行，反影响托邪外出。治湿用燥化，且有散邪外出的苍术和徐长卿。

可惜现在很多中医，知道有托法，但实际临床治疗中却忘记应用。一见疮疡只会清热解毒。

★带状疱疹后遗症，右臂肩一直疼痛

金某，女，67岁，横店人。

自述一年半前右腋下患带状疱疹，经治疗后疱疹已愈，但右臂肩一直疼痛不好，多方中医治疗也无效。大便不畅，"虎头蛇尾"，面暗，高血糖。舌暗红多津。脉沉细涩浊稍数，左脉偏弱。

拟：和胃，解毒，通络。

| 生白术30g | 厚朴15g | 枳壳15g | 炒白芍15g |

连翘15g　　　　徐长卿30g　　　威灵仙20g　　　延胡索15g

黄芩15g

带状疱疹，从西医学角度上讲是一种病毒性皮肤病，而中医学则是痰火之毒。疱疹治好后，常会留下局部疼痛的后遗症。这种痛有瘀、火、毒等原因，治疗得解毒化瘀为主。但本案患者疼痛日久，因忍痛而使元气受损，加上患者大便不畅，所以用白术、枳壳、厚朴健运脾胃以扶本。

吴南京分析：

患者药后1周，大便通畅，疼痛有所缓解，但止痛效果不是很明显。于原方加连翘15g，全蝎10g，地龙20g。药后疼痛立减，后来又治疗近四十天，总是还有些许疼痛未除，患者自是开心，觉得些许疼痛已无大碍。因天气较凉，不太适合外治，嘱患者次年天气转暖再用外治。

夏天到来，用鲜地龙加少许食盐，捣烂外搽于患处，再内服清心平肝、解毒通络之药，治疗近半个月才痊愈。

带状疱疹引发的疼痛属于神经性疼痛，目前西医除了止痛药，没有什么理想的治疗方法。而中医治疗此种疼痛，要从心肝论治。心主神志，痛是一种感觉，心神宁定可以缓解疼痛，但内毒素的问题一样要重视，用药以连翘等具透散作用的解毒药为上，黄连等苦寒药要少用。

另外，要重视外治法，因为皮肤病的病位浅，外用局部治疗药能很好地发挥治疗作用。如带状疱疹突发热痛之时，用鲜地龙外涂，效果理想，这是笔者在山村生活时的一种民间治法。

★外阴溃烂，中西医多方治疗不效

刑某，女，30岁，温州人。

生意失利后，外阴溃烂半年不愈，中西医多方治疗不效。舌尖红，苔滑，胃痞，便黏，腰酸，神疲头晕。

生黄芪60g　　　　苍术30g　　　　厚朴20g　　　　土茯苓60g

| 荆芥20g | 皂角刺20g | 鸡血藤30g | 败酱草30g |
| 狗脊30g | 杜仲30g | | |

本患西医诊为白塞综合征，属于免疫性疾病。中医之论不外体虚无力托毒外出。肝经循阴器，阴病实为肝风下闭无力升发，治以补气升提为本，更以败酱草、鸡血藤、皂角刺攻局部之瘀毒。无湿不成炎，土茯苓之降合以升提之药，使湿毒速祛。

吴南京分析：

经商累，经商失利更累。生意失利，情绪压抑，肝气为之下闭，人身体的气机则下陷而不能升发。肝气不疏，脾也就失运，痰湿内生，湿浊之邪下陷日久化热生毒，于是阴部溃烂不愈。

患者元气亏虚，无力升清而托邪外出，治疗上一定要补气运中，促进气机的升发，这才是解决阴部溃烂的根本大法。生黄芪、荆芥补气升提，土茯苓利湿解毒，三药合用以促进气机升降；再加苍术、厚朴运中化湿，使湿邪速祛。湿去则阳通，气机才能升发。

本案患者，治疗半个月，下阴溃烂愈合，胃痞、腰酸也瘥。因患者总是体虚造成的清阳不升，再用土茯苓之利下，反不利元气恢复，于是去土茯苓，加菟丝子30g，益母草30g巩固治疗。

治疗下阴溃烂，不论男女，都一样要考虑到气机的升发问题，切勿过用渗利。但下元亏虚之人，升发亦不能太过。而以运中燥化为上。慢性病，病程长久，元气多虚，用药过偏，往往过于下利或过于升提，都不宜。

★烫伤，伴心烦，失眠

楼某，男，15岁，浦江人。

烫伤，植皮失败，伤处溃烂不收。脉沉弱稍数。心烦，失眠，便不成形。舌淡胖，舌尖红，苔滑腻。

| 生黄芪100g | 鸡血藤30g | 当归30g | 苍术30g |

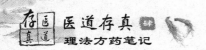

| 厚朴20g | 黄芩20g | 杜仲30g | 干姜20g |

外用：荆芥炭50g　大黄炭50g　白芷15g　红花20g。研末，茶油调外敷。

有烫伤植皮失败的治疗史，可知已用大量抗生素，所以元气必伤。伤处溃烂、舌胖、苔滑、脉沉等，已是气虚湿邪阻闭之象，治以补气运中，使内元足而托邪外出。再辅以外用药活血祛风，使局部气血和畅，香茶油养肌。

吴南京分析：

患者治疗过程中过用抗生素，损伤脾胃，痰湿内生，气血不畅，使肌肤失养，于植皮才会失败。患者历经这样的治疗过程，元气已虚，肌肤局部的营养不足，新皮难以生存，所以用大剂黄芪补气固表，加苍术、厚朴、干姜温化痰湿；当归、鸡血藤活血养血，使肌肤局部得养。

其实病情到此，已不再是溃烂的问题，而是元气亏损，自身的修复功能下降造成不愈。所以治疗的重点不是用清热解毒药来解毒，而是要大补元气。

另外，病患局部一定要通过外治法配合进行，单纯用内治法的效果较差。

患者湿重，但脉沉弱，所以此时未用渗利药，亦没用风药散邪，而是重在补养。患者药后1周，精神面貌大为好转，且心烦失眠大见好转，原来滑腻的舌苔亦退大半。可见元气亏虚的湿阻，重用补气药以运水湿，有一定道理。记得十多年前，看到有些医家说到重用黄芪治疗水肿病，取补气运水之效，本案之病，亦是重用黄芪治水湿，同样效果明显。

患者烫伤局部每天用生理盐水清洗创面，再敷药，每天一次，1周的治疗，局部也见有肉芽长出，不过美观方面可能达不到。

★斑秃，面暗色斑

陈某，女，48岁，义乌人。

头发整块掉，面暗色斑。舌淡胖多津，舌面瘀斑。月经血块，便溏。脉沉细弱，稍涩。

| 生黄芪50g | 苍术30g | 陈皮20g | 茯苓30g |

炒山药30g　　　补骨脂30g　　　菟丝子30g　　　狗脊30g

鸡血藤30g

发为肾之余，本患见舌淡、脉沉弱之气阳不足之象。又见舌有瘀斑，舌体胖的湿瘀互结之象，治疗不外运脾固肾为本，辅以化湿和血。前医拘于"油风"一术语，大剂风药，反燥气血。岂知气足可来风。

吴南京分析：

头发长在头皮上得有足够的营养才不会掉，脱发一般有两方面的原因，一是营养不足，二是给头皮提供营养的道路不畅。而本患则是内有湿瘀互结阻滞营养提供的道路，同时又见气血两虚之营养不足。治疗上自要一方面化湿祛瘀以通道路，一方面补养气血提供足够的能量。

药用苍术、陈皮、茯苓以祛湿；用鸡血藤通血脉，再用黄芪、补骨脂、炒山药、菟丝子、狗脊大剂补养之药以培补气血。另外，用生姜切片搽局部掉头发的头皮，用生姜的辛散之力，以通头皮局部之毛窍。

患者治疗半个月余，还没见头发长出来，心急。询问得知，患者便溏早已愈，见脉象明显有力，原来暗黑的面色也开始略见红润。于原方加白芷、干姜、益母草治疗。近两个月时间才见头发露出头皮。

 笔记65：五官病

★鼻炎，腰酸痛，面淡暗

周某，女，33岁，浦江人。

天气变化则鼻塞流涕，腰酸痛，面淡暗。脉沉细弱稍涩。舌淡苔厚。

生黄芪50g　　　麻黄3g　　　白芷15g　　　败酱草30g

苍术30g　　　厚朴20g　　　鸡血藤50g　　　杜仲30g

狗脊30g　　　　菟丝子30g

本患见腰酸、面暗，脉沉弱、舌淡诸症，是知气阳亏虚不足。气阳不足则肺气不主，卫外之力弱，由是变天则鼻塞流涕。本患久服苍耳子、辛夷通鼻，元气更伤。治疗得固肾养精为本，使肺气有根。重用黄芪大补肺气，卫外之力自足，再酌加风药、活血药以治鼻窍。

吴南京分析：

肺主一身之气，开窍于鼻，鼻之病多和肺有关。本案患者天气变化就见鼻塞流涕，这是肺气虚的卫外功能不足，才会不耐寒热。肺虽主气，但气之要在于肾，肾气足，肺才能纳气，肾气虚则肺不能纳气。且患者见腰酸痛、脉沉细弱，这是肾气亏虚的表现，当以固肾填精，促使肺的纳气功能，使肺气足才能卫外，鼻炎才能愈。

用黄芪补肺气、固表卫，麻黄宣利肺气，伍白芷以散邪；杜仲、狗脊、菟丝子三药固肾养精，壮骨强腰，且促肺之纳气功能；舌苔厚是有内湿，苍术、厚朴运化中焦以燥湿，使湿祛则下焦之阳可以顺利上通于肺，何况鼻之炎亦为湿邪久滞所患；舌淡是气血不足，加鸡血藤养血和脉，又散鼻窍之滞。炎症都有伏热，患者虽说没有明显的热象，但用药不能过于温热，加一味败酱草散热毒之邪。

治疗鼻炎，切勿以教科书上所说的苍耳子等几味鼻炎专药来燥散，用药过于燥散，反更伤元气。气虚不足，卫外无权，鼻又是呼吸的门户，空气的温度和湿度变化都会使鼻炎反复。如本案就是元气亏虚无力卫外造成鼻炎久治不愈。正气不足，邪之所凑，扶养正气才能驱邪外出，这是治病要义，不论是中医还是西医都一样。

本患平时鼻音很重，说话时好像鼻子里塞着东西，治疗半个月后，说话时的鼻音已消失。患者不以为然而停止治疗，后来反复，又拿本处方自行去药店买药煎服，亦一样效果理想。故录之。

★鼻炎，鼻内干痛，多方治疗不效

王某，女，41岁，东阳人。

1个月前感冒后鼻塞不通，后鼻子一直难受，鼻子内干痛，多方治疗不效。神疲无力，面暗，黑眼圈。脉沉细弱稍涩浊。就诊时逢经期。

白芷10g	麻黄5g	败酱草30g	皂角刺10g
石菖蒲10g	黄芩15g	连翘15g	鸡血藤50g
陈皮15g	干姜15g	苍术30g	生黄芪50g

肺为一身之表，开窍于鼻，每一次呼吸都要通过鼻子，所以鼻子是人身体的重要门户。但鼻子的功能全赖肺气的把持，所以鼻病要从肺论治。本案患者面暗、神疲，脉见沉细弱，身体亏虚，以托法治鼻炎，扶脾补气，肺脾气足才能驱邪外出。

吴南京分析：

中医外科的托法，临床上可以广泛应用，一切炎症只要见元气亏虚都可以用托法。本案用黄芪、鸡血藤补养气血，陈皮、苍术、干姜健运中焦，以此扶内；白芷、麻黄散邪于外，此内补外散，邪气就得以疏泄外排。因鼻部之炎，用败酱草、皂角刺、黄芩、连翘、石菖蒲、鸡血藤诸药共达散结解毒之效。因患者恰逢经期，又见脉象沉弱，散邪不能太过，以免伤正。

对于托法的应用，如本患的鼻炎，开窍而托；如胃炎，通降而托；妇科炎症、下肢溃烂等身体下部之病，升提补气而托。

托法的补益和散邪，主要视身体的元气亏虚程度而定，如果元气亏虚严重，病情又重，这是很不理想的，但治疗上总得以扶补元气为主，散邪为辅。因为很多慢性炎症，已不只是炎症的问题，而是身体元气亏虚造成的自我修复功能下降，只要把人体的元气补上来，病慢慢地也就会自愈。如久卧在床的褥疮，不外患者体弱又少动，气血不和造成，如果治疗上再解毒散邪，患者的元气更亏虚，病更不容易治愈。笔者治疗褥疮都是应用上百克的黄芪，再加活血散邪解毒为治，效果理想。

如果患者元气亏虚，但不是很严重，病情亦轻，则好治愈。如本案患者，元气虽虚，但不严重，病虽在但亦不严重，自是可以很快就痊愈。

托法是补内元，而托邪外出之法，重点在于扶补内元。

★耳鸣、耳聋七八年

王某，女，60岁，东阳人。

自述20年前耳鸣，近七八年不时耳聋。面暗有斑，腰背疼痛，神疲气短。舌淡暗，有两条痰线。脉沉细弱稍涩。

拟：健脾固肾，养血开窍。

生黄芪50g	苍术30g	陈皮15g	姜半夏15g
菟丝子30g	覆盆子30g	狗脊30g	川续断30g
石菖蒲10g	鸡血藤50g		

耳为肾之窍，患者花甲之年，另见腰酸背痛，神疲气短，实为脾肾两虚，耳窍失养。久病有瘀，体弱血虚，脉络不充，也会导致瘀阻，治疗时必要养血通络。酌加石菖蒲以开耳窍。服药七剂，耳鸣已除，听力也有所好转。

吴南京分析：

本患病机单纯，不外是虚证。因肾气亏虚，气阳不足，升举不力，使耳中气血少而失聪。治疗不外固肾养精为本，辅以补气升清，使气血上充于耳则耳自聪。但在用药上，要考虑到患者的腰背疼痛，补肾药中选用有壮骨作用的狗脊、川续断等药为好。

久病元气亏虚，自无力运血，血行必失畅，加用石菖蒲开窍通气，鸡血藤活血养血，使一身气血通畅。

有医者一见耳聋就用磁石等药为治，要知磁石是重镇之药，对于肝火上亢的耳暴聋，或见肝火上亢的耳鸣如潮水，自是用重镇之药伍以平肝（天麻、夏枯草、黄芩诸药）以降潜阳气。但用重镇治耳聋，必定会有见浮阳上扰，或肝阳上亢诸阳气上逆之症，而不是见腰背痛、神疲无力等气阳不足之症。

同一耳聋、耳鸣，不同的见症不同的治疗，阳气偏亢则治以平肝顺气降潜阳气；气阳不足之升举无力，则用补气升阳辅以通血开窍；而本案的肾气亏虚，则以固肾养精为根本。数年前，本人治疗一小孩子，因被老师骂而气郁不疏，引发的耳暴聋，用小柴胡颗粒为治，服药两次就恢复听力。这是肝气郁结，阳气下闭引起的耳失聪，治疗又当以疏肝解郁。

★耳痛数年，舌淡青紫色

吕某，女，57岁，横店人。

左耳及耳周痛数年，医院检查一切正常，面暗，神疲。舌淡青紫色，苔白腻。高血压，早起口苦，胃痞胀，大腿筋痛。脉沉细弱稍涩浊数。

拟：补气运脾，清肝利胆。

生黄芪50g	厚朴20g	陈皮15g	干姜20g
柴胡10g	黄芩20g	茵陈30g	鸡血藤50g

耳周是足少阳胆经的循经之处，再见胃痞、口苦，可知耳痛是胆热上扰造成的。胆经湿热，湿邪结闭则脾为之不运，治疗得清胆肝之热，热除而耳不痛。患者药后1周耳痛除，因考虑久痛体弱，减黄芩、茵陈用量，加菟丝子、杜仲等养肾之品以巩固。

吴南京分析：

耳为肾之窍，所以耳病多主肾，很多人一见耳病就从肾论治。但治病之时，还要考虑到经络的循行问题。耳周是足少阳胆经的循行之所，所以耳病多和胆有关，特别是一些急病多是从胆论治。

本患前医见高血压，认为耳痛是因肾虚引起的虚火上浮，而治以重镇潜阳，大剂地黄、牛膝、磁石等药为治，但耳没治好，脾胃先败。患者告知我，原来的医生说本病一定要用到牛膝，因为可以治疗高血压，还可以治疗大腿筋痛。又哪有见腿痛就用牛膝治疗的呢？

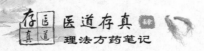

患者见苔白腻、胃脘痞胀，这自是湿邪内阻之症，治疗自是要清利化湿。但用药不能过寒，虽见口苦，但舌苔没见黄，脉虽稍数，亦不明显。

患者经过治疗，血压没升，反而下降。患者来四诊时，边上有一懂医患者，见用黄芪、干姜的温药，血压反而下降，很是奇怪。我告诉对方，这是因为湿邪祛除，血流畅利所以血压不升反降。

要知江南之湿，自春天起就会连续阴雨不断，还有特定的梅雨季节。出梅后时常的雷雨，出门时晴空万里，不一会大雨倾盆而下，再不一会又雨过天晴，这样的天气在江南是很常见的。所以空气的湿度相当大，衣服时常半月不干而长霉。所以治病，一定要考虑到这样的天气因素，切勿机械地套用成方治疗。

★口腔溃疡，大便干结

吕某，女，52岁，横店人。

反复口腔溃疡，大便干结，便秘，稍食水果冷物则脘痞胀。面色苍白。舌红，苔稍腻，边有齿痕。脉沉细弱涩浊稍数。

党参30g	白术30g	苍术30g	厚朴20g
干姜15g	黄芩20g	枳壳20g	当归20g
桃仁15g	菟丝子30g	巴戟天15g	泽泻15g

从沉细弱脉象、面色苍白来看，患者的便秘为虚证。虽见反复口腔溃疡，实要调大便为上，大便畅通，火气得下，而溃疡自愈。调补先后天，二便得司。见虚火上扰，用黄芩清于上，泽泻引于下，才能纳阳于肾。所以服药三五剂大便得通，口腔溃疡亦为之好转。

吴南京分析：

本病的口腔溃疡，看是有火上扰，但从患者的整体症候群来分析，是脾肾阳虚为患。阳虚则气机失运，肠腑不通，治疗自当以温养脾肾，再通腑降逆。腑气通降，浮火自潜于下元，口腔溃疡不治自愈。

因患者中阳虚损明显，通腑之用药，在于通气和润肠，用厚朴、枳壳通气降逆，再伍当归、桃仁之润肠，切不可用大黄之通泄，以免更伤阳气。但又因为患者虚阳上浮，用温阳药也以巴戟天之属为主，药性和纯，温而不燥为好。针对这种上下不和的病机，治疗上用药不得过偏，整个药方温凉要适中，用药一过偏则生他变。如过温则口腔溃疡更严重，过寒则阳气更伤。

另外，一定要以调运中焦为核心，中焦不运，腑气不通，郁阻化热，上浮之热邪要下降，中焦健运，腑气才能通，阳气才能下降。所以治疗这样的口腔溃疡，只有通腑气一条路，而不是一见口腔溃疡就用寒凉。

★反复口腔溃疡，黑眼圈，面色萎黄

卢某，女，50岁，东阳人。

反复口腔溃疡，咽痛，黑眼圈，面色萎黄，心烦失眠。舌淡胖，舌面瘀斑。脉沉涩浊，左脉弦劲有力。

桑叶30g	连翘20g	生黄芪50g	苍术30g
陈皮20g	茯苓30g	紫苏叶20g	菟丝子30g
覆盆子30g	巴戟天20g	鸡血藤50g	泽泻15g

本病是三焦不和，上焦心肺热，中下两焦是虚寒。年过五十，肾气亏虚，脾为之失运而生内湿。湿阻血瘀化热上冲而心烦失眠、咽痛、口烂。桑叶、连翘清透上焦浮热，上焦清肃，火自潜降。脾胃为气机升降之枢，脾运湿祛，气路自通。固肾纳阳，使阳气归于肾之原位。

吴南京分析：

患者见脉象弦劲有力，又见舌淡胖、舌面瘀斑，这是湿瘀互结之象。上火之见症，都是因湿瘀互结化热造成。用苍术、陈皮、紫苏叶、茯苓、泽泻大队化湿药重用，使湿祛而有利血脉通利（因湿邪黏滞，易阻血行）。再加大剂鸡血藤行血，且养血。因郁热上浮，必要散透，用桑叶、连翘散透上焦之热，用茯苓、泽泻利尿使热邪从尿而去，这样上浮之热就能降潜于下元。

可是药后口腔溃疡和失眠虽有缓解，但效果并不是很理想，于是原方加怀牛膝30g，地龙20g。用药一剂就大见显效。原因在于黄芪、巴戟天、紫苏叶诸药的合用，使阳气升浮太过，虽有茯苓、泽泻的下行之药，还是不能制约。再加怀牛膝和地龙平肝潜阳，且又能行血通络，促进血行，才使阳气降潜而解上焦之苦。治疗半个月，患者一切均安，原来弦劲有力的左脉亦见缓和，面色也见红润起来，再去牛膝和地龙继续治疗。

治病实难，有时常常见症很准，用药亦对，但就是难以取得很理想的治疗效果，主要是由整个药方、药量和选药上的处理不当造成。我因见本案患者舌淡胖，脉又沉，过用沉降之药，恐使阳陷不利中焦的健运，以至于阳气降潜不理想。后再加怀牛膝和地龙，阳气才得以降潜。但病情好转以后，又要去牛膝和地龙，以免阳气沉降太过，不利中焦健运，湿邪难祛而病不能愈。

治火之要，一定要看有没有瘀结和痰湿闭阻，如果有痰瘀闭结的热，多为痰瘀互结所化，治疗的重点在于疏散，而不能过用寒凉，过用寒凉反使瘀阻之结更不得散，病根不祛，火永不得灭。本患服寒凉药无数，平时也会自行到超市里买来莲子心泡茶喝以祛火气，没想到反伤阳气而不能散火邪。

★口腔溃疡，面部痤疮

王某，男，26岁，东阳人。

舌头两边及口腔反复溃疡，面部痤疮。脉沉涩弱，稍数浊。舌淡尖红，苔稍腻。

黄芩15g	柴胡10g	连翘15g	苍术20g
白茅根50g	鸡血藤30g	肉桂3g	党参20g
陈皮15g	干姜10g		

脉弱舌淡实为阳虚；口腔溃疡、面部痤疮是为虚阳上浮；脉浊苔腻是湿阻。湿邪拒于中，上浮之火不得下潜，治疗得潜阳、调中、清上。但郁火重，寒药直折，火势反更烈，经曰"郁则发之"，所以加少许柴胡以发之，连翘、白茅根清透，使火有出路。

吴南京分析：

因患者湿重，又见浮热，所以虽是阳虚为患，但温阳药不能过用，仅用3g肉桂以引阳下肾，等上热祛除，湿邪祛半后才能加大温阳药的应用。要不温阳药和内在的湿和热药相合，最易成湿热之邪。

火邪内郁之治，苦寒直折的药不能用，要不冰伏火邪，反成病根，所以选用黄芩折火，因黄芩有疏散之性。且连翘、白茅根都有通透之性，加上柴胡的疏散，使郁火得散。

患者虽见湿阻，不用泽泻、茯苓，而用白茅根，在于白茅根的甘凉之性。阴阳互根，虽是阳虚，但得有阴为守，阳气才能依附。白茅根能清、能养、能透，还有一定的利水作用。

湿阻日久血脉必不畅行，加用鸡血藤以畅达血脉又不伤正。

用清热解毒药治疗口腔溃疡和面上痤疮是一个很大的误区。单纯的口腔溃疡还不一定见湿证，但面上有痤疮必有湿热郁结。清热解毒药虽可以治一时之热，但郁结的瘀阻问题没有解决，清热药的寒凉之性，反冰伏郁结的火邪，过些时日病情又反复。因此，一定要疏散清透为治。

★面暗黑如漆，舌淡，尖偏红

包某，男，37岁，温州人。

面暗黑如漆。舌淡，尖偏红，苔滑。脉沉细涩，无力。

拟：健脾补肾，养血通脉。

生黄芪50g	苍术30g	陈皮20g	厚朴20g
干姜20g	黄芩20g	鸡血藤30g	益母草30g
菟丝子30g	覆盆子30g	巴戟天30g	泽泻15g

面色黑暗，瘀血可知。黑为肾之色，加上脉弱沉，肾虚无疑。但患者还见苔未看，是有痰湿，痰湿不祛，则补肾不力，所以针对肾虚有痰之人，在补肾之时必要辅以祛痰湿。本患见舌尖红，是虚火上浮，且上焦有热，中、下焦有寒。治疗得清上、调中、固下，三焦并调才行。

吴南京分析：

"心主血脉，其华在面"，面暗黑必有瘀滞，是心行血不畅造成，所以治疗面暗必要活血化瘀。不仅面暗要活血化瘀，治疗雀斑、色素沉淀等面部疾病，也要活血化瘀。这些年来找我调理美容的女性患者颇多，见面部有色素、瘀斑等情况，都需要活血化瘀，如不疏通气血，难以达到美容的效果。

但从脉沉细无力来分析，患者为体虚，舌苔滑是有痰湿。要知体虚无力气化造成痰湿内阻。可知瘀一方面源于体虚运血不畅，另一方面是痰湿闭阻影响血脉畅行。治疗上必要以扶正补体为根本，活血化瘀和化痰湿必要同时进行。使痰瘀分消，瘀滞才能祛除。

患者舌尖偏红，是有郁热，加用黄芩、益母草清透疏散。益母草质轻中空，能活血，又有很好的清透郁热之效，用于本症很是合拍。切不可因为"益母"之名就不能用于男人。笔者见瘀有化热之时，多用益母草为治，效果理想。

但血为阴物，痰湿又为阴邪，要使血脉畅行，患者虽见热，但热象不是很明显，所以用药不能过寒，整体药方应偏温。

★面部热痒，伴腰酸，便溏不畅

余某，女，43岁，江西人。

面部红热痒已有1个月余，腰酸，便溏不畅，脉细滑稍数。

黄芩10g	连翘15g	怀牛膝30g	狗脊30g
泽泻15g	肉桂5g	杜仲30g	苍术20g
陈皮20g	益母草30g	徐长卿20g	荆芥10g

面为心之华，心意不顺，急火攻心而为面部红痒，治疗得清心、固肾纳阳，取交泰之意，使心火得以下潜而面热痒除。火郁发之，少用荆芥以透散郁热。患者见腰酸、便溏、脉滑，这为湿邪闭阻，须运中化湿，湿邪祛除，气道才得畅达而火降。

吴南京分析：

痒为火邪引起，但清热不能太过。本患有腰酸、便溏、脉细诸症，说明病之根本在于肾虚湿阻，而热不外湿阻化热。所以治疗的重点在于扶肾化浊，而不是清热祛风。

药用怀牛膝、狗脊、泽泻、肉枝、益母草扶肾化湿；陈皮、苍术运中化湿；徐长卿、荆芥祛风燥湿。方中用到益母草，以取益母草的清热解毒、活血化瘀、利水化湿之功。痒为热邪郁结所患，治疗除了要清热散风，还得活血解毒。益母草一物三用，自是理想选择。益母草和泽泻合用则能利湿；用黄芩、连翘合用则能清热解毒；和荆芥合用则能驱邪外透。所以治病用药，以选择对疾病多方面都能兼顾的为好。

患者虽见脉细，但因有湿热之邪不宜立刻用养阴填精之药。若养阴填精之药的滋腻之性和湿邪相合，病更不易治，而应在湿热之邪祛散后再酌加应用。

本病看似简单，但有精血之亏，又有湿热之邪，调治颇不易。但笔者认为见湿邪偏生之时，治疗应当以祛湿潜阳为上，阳气下潜方能化阴，但温阳药不能过重应用。本方用黄芩、连翘清上焦；牛膝、泽泻渗下兼泻湿热；益母草清透兼利水以祛热。本方药性虽说偏凉，但并不寒，主要在于清上焦、运中焦、渗下焦，以分消三焦湿热之势，使湿热祛而面痒除。

★面如火烧，四肢逆冷

陆某，女，55岁，东阳人。

面如火烧，四肢逆冷，胃痞胀，便溏，失眠。舌淡尖红，多津。脉沉弱，两尺不及。

生黄芪80g	苍术30g	厚朴20g	枳壳20g
干姜20g	巴戟天20g	丹参30g	白茅根50g
泽泻15g	怀牛膝30g	桑叶30g	

本患寒热错杂，但下寒上热。舌淡脉沉弱，可知阳不足，虚火浮于上。治以

补气温阳，引火下行。用白茅根、泽泻、牛膝下行之性引火下行；丹参清凉、桑叶肃肺，以清上焦之浮热。用药1周面热已瘥，胃痞亦除，便溏还在，治以调胃温肾。

吴南京分析：

本案的虚火上浮，有明显的中焦失运症状，治疗一定要考虑到中焦的运化问题，使火气下潜的道路畅通不滞。另外，清上焦之热和引火下行同时并治。有些虚火上浮，不仅见上焦热，上焦之阴也被浮火灼伤，治疗还得清养上焦之阴，才能使气机下降。

潜阳下行，一定要用温阳药，如是阴虚引起的虚火上浮，治疗上在养阴的基础上酌加温阳药，如是阳虚之证，则温阳药的用量要重些。因为肾为阴阳之宅，孤阴独阳，阴阳不平，肾就纳不了阳，所以要潜阳一定要以温阳药为引。

治疗火邪，不论虚实，都一定要考虑到疏散的问题。火是热聚，热是火之散。要使火邪清退，就要考虑到凝聚的问题，所以有必要疏散。如外感病的发烧，用风药疏散郁结之火邪；瘀血日久引起的火邪，治疗重点在于以辛凉的散瘀药为治，而不是用苦寒直折的药；肝气郁治的火邪，治疗在于疏肝解郁以疏散郁结之滞；痰湿闭阻的化热之火邪，治疗在于化痰散湿为重点。所以治疗火邪，切勿以苦寒折火的寒凉药为治。本案虽见面热如烧，但只用了桑叶、丹参、白茅根等药疏散，而不用苦寒药来直折火势。

本案患者之重用生黄芪，有人觉得黄芪之药性浮，不适合。其实治病用药之要还在于量，黄芪用量在10～20g，煎药的时间短，药性就浮，如"补中益气汤"之用，在于量少轻煎，使药浮于上焦之肺；如黄芪重用，又久煎，药性就能下降，如张石顽所说的"补下焦元气"，王清任的"补半身之气"，这全都是重用黄芪以达到补肾气的目的。

★舌衄，伴面色苍白，神疲

朱某，女，21岁，金华人。

吐痰见红，疑他疾，久治才发现是舌头出血。治以清心凉血不效，见面色苍白，神疲。舌淡。脉弱。

拟：补气和中，固肾纳阳。

| 生黄芪30g | 党参30g | 苍术30g | 陈皮20g |
| 当归20g | 麦冬30g | 巴戟天30g | 菟丝子30g |

虽说舌为心之苗，但不见得舌衄就是心热。本患是学生，学习压力大，过思则暗耗心血，脾虚则不能统摄血行。治以调补中气以统血，麦冬、巴戟天、菟丝子三药，清上固下，以纳阳气不浮，中气得补，血自归经。

吴南京分析：

治疗气虚血症，有名方"归脾汤"。归脾汤的组方是用人参、黄芪的补气药和酸枣仁的酸收之药为主，另加当归、龙眼肉等以补养心血，主要治疗思虑过度，心脾两虚，心无血养的疾病。但本患见舌淡脉弱，治疗如果不再固肾纳阳，阳气难已潜藏于肾。所以仿归脾汤之意，加用清上固下以潜藏元气。

前辈所留下的任何名方，不外是给我们提供一个治疗思路，以及针对某种疾病的组方原理，切不可机械套用。

对于诊病也一样，不能根据某一症状就武断地判定是某个病机。如本患，前医只考虑舌为心之苗，一见舌头出血就用凉药清心。要知心热之舌头出血，必见舌头上有芒刺、舌红。而本案舌不红，又没有芒刺，反而是舌淡，这是气血两虚之症，治以凉血清心，更伤气阳，阴阳互根，气能生血，阳能化精，气阳不足，精血又何来？如归脾汤可治疗心不养心的失眠，用药还是以人参、黄芪为主药，而辅以当归，这是补气生血之理。

患者由其母陪同前来治疗时，母亲代述，见女儿吐痰有血，人又见神疲无力，疑似肺结核，到医院检查一切正常，遂求助于中医，前医说是肺热，我虽没见过药方，但从患者母亲所说的"肺热"，可知治疗必是用凉药养阴清热的方法。本就气虚不摄血，再久服凉药，只有更伤气阳，血更不得止。

★舌痛，多梦，肢冷

徐某，女，22岁，杭州人。

舌头痛，食辣更甚，裂纹，多梦，肢冷，面暗，体胖。脉沉细涩数。

麦冬30g	白茅根50g	苍术30g	黄芩15g
陈皮15g	桑叶20g	菟丝子30g	生黄芪30g
杜仲30g	巴戟天15g	姜半夏15g	鸡血藤30g

舌为心之苗，舌病痛，心火必旺可知。但患者还并见肢冷、面暗、体胖，可知心火是下元肾虚，虚火上浮。治当以清上温下，取"交泰丸"之意，使上火得潜于肾位。麦冬、桑叶、黄芩、白茅根清而降潜，并可疏透郁热；杜仲、巴戟天、菟丝子以固下元而纳阳气。

吴南京分析：

患者因舌痛看医生，用黄连、黄柏、黄芩、生山栀子诸药为治，效果明显，但时日不久又舌痛如故，且形体日胖，这是过用寒凉伤了阳气，用寒凉药来治，虽取得一时之快效，但肾气更伤，浮热更甚，病情更重。所以治疗切不可因一个症状就乱治。

患者的舌不仅疼痛，还见舌面裂纹，这是上浮之虚火已经灼伤了上焦之阴分。此时清上焦之热，不能用苦寒之药，而应重用甘寒之药，清且能养之品，因火势较重，所以少用黄芩折火势，等到火势祛大半后，自当去掉苦寒的黄芩。

"郁则发之"，患者因一舌痛久治不愈，肝郁自治，所以治疗此种火热，还要考虑到郁热的问题，所以要疏散之。方中用桑叶、白茅根，就是为了疏散郁结之火热，如此清疏并用，更加鸡血藤之通血脉，共达治火邪的目的。

方中用黄芪，一取补气，二取黄芪和桑叶的升发之性，共达散火之能。因方中有大队的麦冬、白茅根、黄芩诸药合用，黄芪的温热之性也不会助火上扰。

另外，因患者有肢冷、面暗、体胖等寒湿症状，苍术、半夏、陈皮的运中之药也必用，否则湿不祛，上浮之热不能下降（因为湿阻气机，上浮之热要下降，道路不通），如此三焦并调，方能使上浮之热得散得潜。

★牙痛，大便黏

朱某，男，28岁，义乌人。

牙痛数月，服抗生素无数，不效。服凉药则痛止，不服又痛。舌胖，苔滑而偏黄。脉涩浊数。大便黏。

茯苓100g	滑石20g	薏苡仁30g	泽泻20g
苍术20g	厚朴20g	黄芩20g	黄芪30g
益母草30g			

牙痛之患多见火邪，然久服清火之药，更伤阳气，阳气上浮则牙痛不止。

本患湿象明显，可知是热附湿邪，此时之治，祛热就是祛热火。待湿热祛，再加菟丝子、巴戟天等以固肾阳。阳潜于肾，虚阳不浮才是治本。

吴南京分析：

牙痛多从火立论，这是一个常态。但从火来立论，牙痛也多见于胃火。前医有用骨碎补治疗牙痛，不外是取骨碎补之温热之性，补肾阳而使阳气下潜达到治疗的作用。

齿为肾之余、气所生，因为牙齿并不生长于骨中，而是依附于牙床。牙床为肉，属脾胃。脾为太阴，胃为阳明。太阴多寒，而阳明多热，所以论齿痛多从胃火而少从脾阴。可本患见舌胖、苔滑、脉浊、大便黏，这是明显的湿象，脾主运化，治疗又自当从脾为治。

再从患者的舌苔见黄、脉数之象分析，为湿郁生热，但热并不严重，所以治疗的重点在于祛湿，而不在于清热。如果再清热，只会更伤阳气，湿更不化。化湿必要升清，所以用黄芪和苍术，促使气机升发。

本方用药较猛，因为病之标严重，治标之药，必要峻猛，祛邪方能养正。

患者阳气已见虚损，用药本应加肉桂或附子等温阳药，但考虑到患者服凉药则痛止的情况，加上舌苔见黄，可见病情已有化热之象，如再用温阳药，反而制

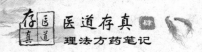

约他药之效，所以去之不用。而是等到湿祛大半再加温阳药。

针对湿邪如此严重的病情，温阳药切不可过早使用，要不反生湿热，病情更复杂。

★ 咽中异物，长期不愈

祝某，女，49岁，东阳人。

咽中异物，长期不愈。左脉无力，右脉稍弦。舌红苔薄。心烦，口渴。

党参30g	苍术30g	厚朴20g	麦冬20g
五味子20g	黄芩15g	菟丝子30g	当归15g
巴戟天30g	泽泻10g	干姜10g	浙贝母20g

脉见左弱右弦，是木不疏土之证，治以养阴和胃为主。药用麦冬、五味子、党参、当归以养肝肺之阴，使肺气得肃，肝血得养，疏土之力自强。更以菟丝子、巴戟天合用养肾气，促肝气升以调肝气；另加浙贝母散结化痰，咽中痰阻治疗月余竟愈。

吴南京分析：

患者的左脉无力是阴血不足，右脉偏弦是脾虚不运。脾虚不运则化生无源，从而造成阴血不足。患者虽见心烦、口渴，但脉不见数，舌红不绛，这不是内热，而是因为肝不疏脾，脾不能升津上承才造成心烦、口渴，所以治疗上切勿过用寒凉滋养，要不反使脾胃伤败。因此，药用党参、五味子、麦冬、菟丝子等润药的同时，还加用了苍术、厚朴、干姜以运中焦，可使润药得化而利于消化吸收。

本案患者年龄近五十，又见左脉无力，这不仅是肝血不足，且肾精亏虚，所以加菟丝子、巴戟天固肾养精，使肝血得养，肝气得疏。

治疗咽中异物，吐不出，咽不下的慢性咽炎，多以四七汤等药方为治，但这仅是治痰结之标，而病之本在于肝脾不和，所以治疗上一定要调和肝脾，而不是用半夏、厚朴来治疗。如果用药过燥，反更伤肝血，肝气刚强，脾更不得健运，咽炎永不愈。

中医诊病，从脉象上来分析，见右脉弦则多是脾虚不运，见左脉弦则多为气滞血瘀。笔者长期在临床一线治病，患者有中焦不运的症状，多见右脉偏弦，并且越是弦劲有力，说明脾越不健运，这多以痰滞食积为患，得疏通消导来健运中焦。如果左脉偏弦，则多见面上黑暗瘀斑，舌面亦有瘀斑的瘀血阻滞。只要治病时留心观察，自能体会到。

★糖尿病眼病，畏光，下肢水肿

赵某，男，40岁，东阳人。

糖尿病引发眼病，畏光，下肢水肿，腹泻。脉沉细弱，稍弦涩，偏数。舌淡多津。

炒山药30g	补骨脂30g	菟丝子30g	苍术30g
陈皮20g	生黄芪50g	葛根30g	杜仲30g
狗脊30g	僵蚕20g	益母草30g	

舌淡、脉沉细弱、腹泻、下肢水肿，是气阳大亏，但脉又见数，是伏热郁阻。阳虚，温阳不能太过，过则化火；清透不能太过，过则伤阳。用葛根、僵蚕、益母草清透郁热，通达血脉。而温阳则避附子、巴戟天、淫羊藿等药，力求平和慢调。

吴南京分析：

血糖过高，血液必黏稠不畅，治疗糖尿病，必要活血，否则血糖难降；体内的糖不能有效代谢（中医称为气化），不外是脾虚不能运化，肾虚不能气化的原因。治疗必要在脾肾中来调理，切不可泥于刘完素的"三消论"，一见血糖高就是以清热药猛下。刘完素的三消论，是从瘀滞化热的病标角度论治糖尿病，而"肾气丸"是从肾的气化角度治疗糖尿病。这是从病之标本的两个角度进行理解，并不矛盾。

从本患来看，有虚，亦有郁热，治疗自当两方面都兼顾。但从病情整体来看，还是以虚为主，所以治疗上也是以固肾气为根本。肾气足，气化有力，才能从根本上解决血糖的问题。患者虽见有明显的湿症，但渗下药要慎用，以免阳气下陷不利中焦运化。所以茯苓、泽泻诸药不用。

患者治疗近两个月余，病情有所缓解，但又外感风寒，于是方中加用生姜、麦芽、神曲诸药以加强中焦的运化能力。

对于用消食药来治疗高血糖，笔者有些心得。只要一见受寒，或见胃脘痞胀者，在原来的处方上加用消食药，实能使很多辨证上为气阳两虚的糖尿病，血糖在很短的时间内得到控制。特别是见脉象弦涩者，更要用消食药。但消食药不能过用，也不能久用，中病则止。

★青光眼，稍累则气喘

王某，男，46岁，山东人。

稍累则气喘，不时眼酸胀。舌淡胖，边有齿痕，苔腻。脉沉细弱涩浊，稍数。

茯苓50g	泽泻15g	地龙15g	怀牛膝30g
鸡血藤50g	菟丝子30g	苍术30g	陈皮20g
石菖蒲10g	巴戟天15g	生黄芪50g	藿香20g

青光眼为眼部房水阻闭不畅，使眼压太过而影响视力。眼开窍于肝，肝寄相火，所以治疗得平肝、通络、利湿以解眼压。化湿根于肾阳之气化和脾胃之运化，所以治疗以补肾运脾为根本，但本患舌淡胖、苔腻、脉浊并见，湿邪较重，所以通利去水药用得较重。

吴南京分析：

青光眼可以理解为水气上逆于眼部，因为眼络不畅，眼中水道瘀闭不通，使上逆之水气不能下行，于是眼中的压力增大。这和治疗火热上逆的脑中风有异曲同工之妙。方中用茯苓、泽泻、地龙、怀牛膝诸药，一路沉降，使上逆之水湿之邪得以下行。因湿邪闭阻必有郁热，这样的组合又能平肝祛热。另外，黄芪、巴戟天、藿香合用以取补气升阳。两队药一升一降，使水道得以通畅，上逆之水热之邪得以速祛。

浙江有一名气很大的中医治青光眼，因见眼痛就谓之肝热，治疗用菊花、钩藤、龙胆等药，造成很多患者失明。

其实青光眼的诊断并不难，这和肝火上扰的眼痛完全不一样。

因肝火上逆的眼痛，必见舌红、心烦、脉数等症状，青光眼则无明显的肝热症状，反而从全身症状来看更多以阳虚为患，就算有火热也属于眼络阻闭不通的瘀热和虚阳上浮的虚热。所以，治疗青光眼必要潜阳于肾为根本，而不是片面清肝为治。清肝为治，徒伤阳气，阳气一损，水湿更不得化，上逆之水湿越重，郁热就越重，病情也就越重。何况本患有明显的肾气不固之症状（患者动则气喘是明显的佐证），治疗更要固肾纳阳。

青光眼的失明率很高，要高度重视，治疗一定要早，一见眼胀痛、头沉重，就要及时治疗，并且治疗时间要长久些，切不能因为一见症状缓解就不治。我母亲2006年见眼及整个头胀痛沉重，我见舌面水湿严重，一大剂利湿运中之药就缓解，后来因我出差而没能进一步治疗，次年又复发，后来花了整整三个月余治疗才痊愈。即使如此，随着母亲的年龄越高，还会不时眼睛胀痛，只好时时治疗。

★两次黄斑出血手术史，伴便溏

潘某，女，71岁，杭州人。

高度近视，两次黄斑出血手术史，便溏。舌暗红，苔稍腻。脉沉细涩浊稍数。

补骨脂30g	炒山药30g	菟丝子30g	狗脊30g
苍术30g	陈皮20g	生黄芪50g	仙鹤草50g
鸡血藤50g			

便溏、舌暗、脉沉细，为脾肾两虚之象。血为阴物，不能自运，得为气阳所统摄。因此此患为气阳不足，血失统而外溢，治疗得补气温阳以摄血。出血必有留瘀，加鸡血藤化瘀。仙鹤草之用，在于固气摄血。

吴南京分析：

黄斑出血，是中医学血证一种，不外是眼部出血而已。但黄斑出血后，要考虑陈旧性黄斑出血久不吸收，以及黄斑周围水肿渗出的问题。出血久不吸收，这是中医学所指的出血留瘀问题，一定要通过活血通络来治疗，才能使之吸收。黄斑周围水肿的渗出，这是脾虚不化湿、肾虚不气化造成的水湿不化，治疗在于补肾健脾。

本患古稀之年，又有两次黄斑出血手术史，加上脉象沉细，可见元气大亏。治疗当以固肾养精、补气运脾为根本，使气足而能摄血。另外再重用鸡血藤以活血通络。

治疗血证，除出血时以外，切忌收涩太过，亦不能凉血太过。收涩太过、凉血太过则留瘀不易化，瘀血郁滞不化，会使出血反复。患者年事已高，一定要考虑到宁血养血的问题。宁血在于固肾，使阳气潜藏于肾不至于上扰眼络。患者虽见脉象偏数，但其他症状中没有表现热象，这说明此热是出血后的留瘀所化，治疗只要把瘀血祛除，热自祛，而没有必要以清热来治疗。患者已见苔腻、便溏、脉沉的阳虚证，再用寒凉药，徒伤阳气，反更生湿邪，亦不利于祛瘀。

★眼痛痒数年，伴腰酸痛

单某，女，47岁，东阳人。

眼痛痒数年，因过用寒凉药致胃痞不运，腰酸痛，面暗色斑。舌淡红，苔稍腻，瘀斑。月经血块，逢经期第三天。脉沉涩浊，稍数。

益母草30g	菊花20g	钩藤20g	白茅根50g
苍术30g	厚朴20g	党参30g	黄芪30g
菟丝子30g	杜仲30g	巴戟天30g	

眼为肝之窍，本病不外肝火上扰。但肝火寄于肾水，如肾气不足，单纯清肝必会损阳，以致虚阳上亢，病更不得愈。本患因误治，已使脾肾两损，治疗必要固肾运脾为核心，辅以平肝即可。因逢经期，又见瘀血，加一味益母草以调之。

吴南京分析：

眼痛，多见于肝火，但亦有因为元气不足，无力承津上润养眼而使眼痛者。这很好区别，如因肝火上亢，必会见脉象弦数、脾气急躁、心烦失眠等症状。而本患则见舌淡、脉沉，这是明显的气血不足以润养眼睛才使眼痛。治疗以脾肾并补以促化源，化源足则气血足，气血足才能润养眼睛。另加菊花、白茅根疏散内热，钩藤平肝使阳气下潜。另外考虑到患者逢月经第三天，所以加一味益母草调血通经。

对于女性患者月经期间的活血药应用上有些讲究，本患虽见瘀血证，本应在行经期间加重活血化瘀药以促进瘀血的外排，可以提高治疗效果，但因体质虚弱，在行经期间如果过用活血化瘀药，反更伤元气。因此虽见脉涩、舌面见瘀斑而没在行经期应用红花、桃仁等通血药。

患者药后眼痛大减，行经也干净，于原方加枸杞子30g，以补养精血，使精血足则肝阳不过亢，阳气潜于肾不使上浮。精血足则眼有血可滋养，所以眼痛得治。本患补养二十余天，从行经前两三天起，加用了红花、桃仁、牛膝以通经，排下大块瘀血数块，又调养月余才痊愈。

眼痛之病，决明子、菊花等寒凉药已成了治疗的专药，有的更是一见眼痛直用"龙胆泻肝汤"为治，不知用药过于寒凉，必伤脾肾之阳气，阴阳互根互用，阳气受损则无力化阴，阴血亦随之而不足，所以治疗眼痛，切不可过于寒凉。

笔记66：肿瘤

★腮腺瘤，口干渴，眼痛

张某，女，75岁，横店人。

口干渴，眼痛，关节痛。舌红无苔，裂纹。脉沉细弱稍涩。

| 党参30g | 麦冬30g | 五味子15g | 白茅根50g |

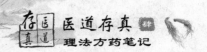

苍术20g　　　　陈皮20g　　　　鳖甲30g　　　　菟丝子30g

鸡血藤50g

患者虽说是肿瘤，但气阴已大伤，加上年事已高，治以补气养阴才是上策。如更加活血散坚，必致气阴更耗，加速恶化。肿瘤之病，得视患者实际情况，而非一味以一些目前流行的抗肿瘤药猛攻。补养之中，稍加鳖甲、鸡血藤以缓攻，保命留病之法。

吴南京分析：

一切治疗都是建立在元气（西医称为免疫力）的基础上，如果元气溃败，就算是神仙也无能为力了。所以在治病的过程中，一定要时时审元气的虚实，如见元气已虚，必要调补元气为上策。

本患见口干渴、眼痛、舌红无苔且裂纹、脉细，这是阴亏；加上脉见沉弱，但脉不数，这是气阳亦不足，治疗不能单纯养阴，而是补气温阳和养阴同时进行。用生脉饮加白茅根补气养阴。而脉沉弱的阳气不足，不适合用肉桂、附子等燥烈之药，而是用药性和纯的菟丝子固养肾气。总之，针对这样的患者，攻不能过，补养亦不能偏，而是用药和缓纯正进行调补，疏通气血和针对积块，用鸡血藤和鳖甲进行消散就可。待正气充足后，再进行下一步的治疗。

患者治疗月余，脉象见强，舌上裂纹已大见好转，原方加连翘30g，皂角刺20g，巴戟天15g进行治疗。

外用鲜紫花地丁、冰片、白芷、玄明粉调糊敷患处，隔天敷药一次。

治疗半年，肿块已消近四分之三，身体症状明显改善。

肿瘤之病，特别是体内见有硬块的肿瘤，目前大多以破气破血和清热解毒为治，用莪术、三棱、蜈蚣、白花蛇舌草、大青叶等药机械堆积为治。不知积聚之病，多是先伤元气，即使很多肿瘤疾病明显见五脏积毒在内，亦是因为病程长久使元气大亏。元气大伤更加攻破，必然导致无气可破，无血可活，病情加重而不能治。

另外，对于体表性的积块，一定要重视局部的外治，可以明显提高治疗效果。如果要消肿块，用药必猛，没有药性强烈的猛药，积块难消，但可以通过外治针对局部的肿块进行消散，避免身体元气耗损的不良反应。

★肝癌，舌淡暗胖，水样滑腻苔

项某，男，65岁，沈阳人。

乙肝、丙肝史，面唇紫。舌淡暗胖，水样滑腻苔。脉沉涩浊、结代。期前收缩。

拟：补气运脾，活血解毒。

| 生黄芪50g | 苍术30g | 厚朴20g | 桂枝15g |
| 茯苓50g | 鸡血藤50g | 败酱草50g | 柴胡15g |

肝藏血，血足则肝柔。乙肝、丙肝实为湿热之邪，日久郁结则化热生毒而使肝硬化变癌。又因见心脏亦损，多脏见病，治以中焦脾胃为本，另加通脉祛湿以保心，解毒疏肝以治癌。本患病程长久，守中缓攻，切忌药过寒凉。

吴南京分析：

当前治癌，多见用大队的清热解毒药，这是一个很大的误区。癌毒，是因为病邪郁结日久所化生，治疗上重要在于散结，而不在于解毒，就算要用解毒药，也得选择一些有散结作用的解毒药，而不能过用苦寒。

本患湿瘀互结很明显，且心功能亦损，所以治疗上一定要对湿瘀之结进行疏散，而不是再以清热解毒为主。用黄芪、苍术、厚朴、茯苓、桂枝、鸡血藤共达补气运中，化湿通脉的作用，以保心功能，这是治疗的一个关键问题。而针对肝癌的局部问题，则需考虑热毒，用败酱草和柴胡。

脾主营，先贤有见肝之病要实脾。脾胃健运，能有效地消化吸收食物的营养物质，这才是真正的补血之道，而不是乱用地黄、阿胶谓之补血。且患者湿阻明显，湿阻中焦则脾胃为之困滞，失之健运，食物的能量物质亦得不到有效的消化吸收。所以针对中焦湿阻的患者，不论是扶阳，还是补血，必定要以健运中焦为核心，否则湿邪闭阻，实难治愈。所以本案的补血，不用阿胶、地黄之属，连当归都嫌其性过滋，而是用黄芪和鸡血藤甘温为补。

败酱草不仅能解毒，并且有很好的活血散结作用。中药治病源于临床实践，我老家称败酱草为苦菜，产妇吃其嫩苗可以治疗产后感染，还能促进子宫内的瘀阻外排，实是一味良药。

有人谓癌病是热病，实在可笑。试问为什么心脏不会生癌？就是因为阳气足，不断地跳动才不会生癌。记得有患者看我处方中用了桂枝，亦不解问我为什么会用温热药。其实治癌，又何尝一定是清热解毒，见阳虚，附子一样可用。

★绒癌术后化疗

蒋某，女，30岁，金华人。

绒癌手术、化疗。面部痤疮，下巴严重。形体偏胖，宫外孕手术史，月经量少、淋漓，经前乳房及小腹胀。舌淡，少许芒刺。面淡，唇紫。脉沉弱涩浊。

桂枝15g	益母草30g	败酱草50g	苍术30g
生芪50g	厚朴20g	狗脊30g	茯苓30g
泽泻15g	菟丝子30g	生大黄20g	

癌症术后化疗，元气本亏，脉象本应弱而无力，但本患脉见弦涩浊象，体内瘀毒严重，脉症不一，当以攻逐瘀毒。但攻逐必损体，因此攻毒之时当辅以扶正。治病之要在于攻补寻机，待脉象软下来，再去大黄，取以扶正。

吴南京分析：

患者脉症不一，体虚而见实脉，这是不好的现象。患者面部和整个下巴都是痤疮，且唇紫，这是内在瘀毒重，但患者又见舌、面部色淡，又是气阳虚，攻热毒和补气温阳之药用药量的比例实在难以平衡。但患者总是以见内瘀毒重，所以补气温阳为辅，而逐瘀解毒为主。重用益母草、败酱草、生大黄以逐瘀毒；因患者痰湿较显，加用桂枝、苍术、茯苓、泽泻、厚朴通阳化湿，使内毒速从二便外排。

患者脉不符证，祛邪就是为了保元气。嘱患者和我保持联系，以免逐邪太过。

患者药后，一天排便四五次，面上的痤疮顿挫，治疗1周，身体瘦了四五斤。诊脉见脉象稍见缓和，原方不变，又治疗1周，弦涩之脉才见平息，而见沉弱无力之脉。减大黄用量，一剂药里大黄只用5g，另加鸡血藤30g。又治疗1个月余，患者的脉象稍见有力气，面色转红润。继续调治。

癌症长在不同的位置，有不同的治法，但总的一个目的是恢复脏器的功能。本患癌生长的位置是在下焦小腹中，因手术、化疗使元气大伤，加上过服清热解毒药，使阳气下陷，湿瘀之毒裹结于下焦，因见邪重，治疗当得果断祛邪毒以保元气。如见虚症，还一味的补养元气，只会加重瘀毒，但过用逐邪又更伤元气。这是治癌的两难之处，攻不得，补亦不行。

本患治疗还理想，我和患者已有三年没联系，2016年春，患者开一饭店，加我微信做宣传，我询问情况。患者告知，当时近一年时间的治疗，这两年多时间，一切安好。

★肺癌，胸闷气闭，痰多

卢某，男，64岁，千岛湖人。

面色萎暗，胸闷气闭，痰多。舌红苔薄。脉沉涩浊稍数。大便不畅。

黄芩20g	鱼腥草30g	败酱草30g	白术30g
厚朴20g	生黄芪50g	桔梗10g	麻黄5g
当归20g	丹参30g	皂角刺10g	芦根30g

肺癌痰多，癌毒炽盛，治疗以清肺解毒，攻坚排痰，痰祛则肺得宁，所以用鱼腥草、败酱草、桔梗、麻黄、芦根等药组合，促进痰毒外排以保肺。脾为生痰之源，补气运脾以绝痰源，补母生子，肺气足而肺体得宁。稍辅活血之药以调血脉。

吴南京分析：

治病，除了考虑身体元气虚实之外，还要考虑病邪的消除，癌症也一样，一定要考虑到癌毒的消除排泄。肺为贮痰之器，肺癌发病过程中会有很多坏死的代谢物贮于肺里，治疗一定要考虑到排痰的问题，切不可机械套用一些抗癌药。

肺癌，癌症生成的位置在肺，治疗的目的不外恢复肺的宣肃功能。但肺主气，肺气是保持肺正常宣肃的前提。肺气足，才能有力宣发排痰外出，肺气弱则宣发无力，排痰困难。所以患者虽见胸闷气闭，一样的重用黄芪以补肺气。另外用麻黄宣发肺气，芦根、鱼腥草、败酱草、桔梗等药都有很好的排痰排脓作用。痰得外排，肺之癌毒才能外泄。针对癌症的瘀滞，加皂角刺攻坚散结。

大便不畅，要考虑肺和大肠互为表里的关系，而不能单纯考虑大肠的通泄问题。患者肺中癌毒炽盛闭阻于肺，肺气不通，则影响大肠的传导功能，治疗上只要解决癌毒闭阻的问题，大便自畅。何况方中还有白术、厚朴的健脾宽中，以促大肠传导。

患者治疗近半个月，就见大便通畅，胸闷顿除。但患者家属后来参加一个佛教组织，据说可以用佛法化解癌症，没再接受治疗。结果不知如何。

★肺癌脑转移，化疗失败

徐某，女，37岁，东阳人。

肺癌脑转移，化疗失败，面暗色斑。舌嫩红，苔薄，舌边瘀斑。唇紫。脉弦涩数。

党参20g	苍术30g	枳壳20g	麻黄3g
桔梗10g	浙贝母20g	瓜蒌皮20g	芦根30g
丹参30g	益母草30g	鱼腥草30g	狗脊30g

癌毒积于肺，对于病之标必以宣肺排痰为主，虽见脑转移，但总要保肺为先，所以组方用药以运脾化痰为核心根本。前医治以养阴活血解毒，致使脾胃失运而痞。癌症之要在于扶正，化疗失败后更应保元为上。病情到这般地步，保元调体以提高生活质量。

吴南京分析：

患者病情严重，完全治愈不现实，能做的只有延长患者的生命，让患者在最后的岁月里提高生命质量，减少患病痛苦。本患原来在上海一个很有名的刘老专家那里治疗，治疗半年的思路总是用"补气养阴+清热解毒+化痰散结"，到后来患者见胃脘痞胀不能消化，放弃治疗。后一次偶然到横店，听说我治疗过不少癌症患者，并且对我发表在报纸上治疗癌症的一些观点表示认同，才找我试试。

患者心态不错，面对癌症亦很坦然，这点很难得。

患者病情到这地步，脉不应该弦涩数，而见弦涩数脉说明体内的癌毒炽盛，治疗应在调运中焦的基础上快速排肺中之痰，使癌毒急泄。而不应见患者面暗、舌嫩的阳虚证而用温阳，如用温阳则使癌毒更快热化，身体的能量更快被消耗。但刘老作为有名的癌症专家，长达半年的治疗，方方不离补气养阴，麦冬、沙参、五味子、鲜铁皮石斛一直在用，这也是不对的，养阴药只会更生痰湿。患者经半年治疗，最终使脾胃失运而放弃，实在很可惜。

患者药后咳痰甚多，大便一天三四次不等，治疗1周，复诊时胃脘痞胀已消除，脉象亦见和缓，但能存活多久，我实不知具体时日。

★萎缩性胃炎伴中度肠化

郑某，男，45岁，台州人。

萎缩性胃炎伴中度肠化，高血压，面暗。舌红。脉沉细涩浊稍数。

黄芩20g	厚朴20g	枳壳20g	皂角刺20g
茯苓50g	蒲公英30g	姜半夏15g	党参20g
苍术30g	鸡血藤30g		

本患湿热瘀血互结，前医治以活血解毒不效，在于少用了运中之药。六腑主通降，不论是何种腑病，总要以促进气机通降为根本大法。另虽见瘀毒，但痰湿黏滞之邪不除，攻血无功，因此用大量理气化痰之药以化瘀毒之源。本患持本方连服五十余剂竟痊愈。

吴南京分析：

本患可以说是胃癌的早期病变，任何疾病都贵在早发现，早治疗。等到疾病发展到后期，患者的元气将溃散，实难治愈。

患者见舌红、脉数，自会重用清热解毒和活血化瘀药来治，但治病之要，一定要考虑到器官功能的恢复。肠胃是六腑，六腑之性是以通降为顺，所以一切治疗都是为了恢复六腑的通降功能，治疗上也一定要以通腑气为根本。

患者湿热和瘀血互结成患，治疗一定要分消，如果仅活血化瘀不化痰湿，瘀血根本消不掉。而且清热药不能过用，过用反伤阳气，不利气化而使痰湿内生。另外还要散结，所以用皂角刺攻坚散结，蒲公英解毒散结，使瘀毒之结散开，这是治疗癌症之要义，而不是猛用活血化瘀药强通。而对于活血化瘀，仅用一味鸡血藤是养血调血。如果把鸡血藤、苍术、半夏、蒲公英、茯苓、皂角刺、厚朴、黄芩等药结合分析，痰湿、瘀阻、毒结等进行分消，自然不需要很强的活血化瘀药。

治癌之药，不在于用白花蛇舌草、藤梨根、天龙等一些所谓的抗癌药来治疗才算是治癌，而是要考虑整体性的问题。因为治疗的目的是为了恢复身体的正常功能，所以不论何种癌症的治疗，首先是要考虑患癌部位的功能性问题。如肺主宣肃、肝主疏泄等，一定要考虑。切记，别被一些实验室的数据迷惑。

★子宫肌瘤，伴肾积水，肾结石

杜某，女，44岁，杭州人。

子宫肌瘤，肾积水，肾结石，高血压。舌暗红。脉弦涩浊数。甲状腺肿瘤手术史。

生黄芪60g	苍术30g	厚朴20g	桂枝15g
金钱草30g	浙贝母20g	狗脊30g	泽泻20g
益母草30g	菟丝子30g		

患者多种疾病合于一身，从脉弦浊、舌暗，加上子宫肌瘤、肾结石、肾积水等病证分析，病位都在下焦，是清阳不升引起下焦困阻。前医利水降镇，阳气更陷而不得升，故而久治无效。笔者治疗时运脾固肾以化湿，泽泻、苍术、桂枝是半个五苓散的变化。治疗半个月，肾结石、肾积水已化，依此思路治疗两个月

余，肌瘤亦消半。

吴南京分析：

本案患者，看似数种疾病于一身，但发生的部位都是下焦，这是一个共同的病机，即湿邪困阻，清阳失升。前医觉得病情太多，特别是考虑到高血压的问题，就用金石重镇和利水药为治，并称如此可将高血压治好，且把肾积水和结石一并治愈。待高血压、肾积水等疾病治好，再解决子宫肌瘤的问题。但如此治疗，反使阳气更伤，气机更陷，阳气更不得升发。

患者把我的药方给原来的中医师看，对方大为吃惊，说大剂黄芪和桂枝合用，一定会使血压升高而脑中风。实在可笑，怎么能把高血压和气血上逆同等而论呢？血压是血液在血管中流动的过程中对血管壁产生的压力，而不是指气血上逆。这完全是两个概念。更何况方中有金钱草、浙贝母、泽泻、益母草大队凉药降利为制约，就算是能促进气机上升，亦不会太过。

患者治疗半个月，肾积水和肾结石已愈，血压不升反降。患者叹服，又来复诊。见脉象已变缓和，再不会像原来那样弦涩有力。原方去金钱草、泽泻，加鳖甲30g以潜阳散结。

临床治病，常常会见很多疾病合于一身的情况，治疗时切不能被众多疾病所迷惑，而是要把这些疾病结合起来进行分析，找出其中的共同病机，这才是病的根本性问题。如果被疾病名称所迷惑，真的会一头雾水了。

★肝癌晚期，吐血

施某，女，60岁，金华人。

晚期肝癌、肝硬化，吐血而住于金华中心医院。检查癌细胞已扩散，手术、化疗都已无意义。见面色苍白。脉细弱，稍食则吐清水。

拟：健脾降胃。

生白术30g	厚朴20g	枳壳20g	当归15g
党参20g	黄芪30g	姜半夏10g	茵陈20g

生姜30g

病已到这样的地步，治愈已无望，能做的只有让患者开胃延日，减少痛苦。患者因肝门静脉出血住院，一直未进食，当先救脾胃。嘱家属每次喂药10～20ml，少量多餐不拘时服。脾胃亏败之人，再进大量药水，反增加负担。

吴南京分析：

如此绝症，实难治愈，能做的只有让患者在最后的时间里活得舒服些，走得痛快些，有尊严些。

癌症不是绝症，百姓谈癌色变，这大可不必。任何疾病都有轻重之别，如果病情真的严重到元气溃散，小小的伤寒外感也会使人死亡，又何必是癌症呢？

癌症之死，多是晚期的元气溃散，如果癌症早期元气尚可，给以正确的治疗，多能痊愈。笔者就曾治疗过很多例癌症，病情已到了中期，有的也开始转移扩散，但经过治疗，有的癌症患者痊愈了（这是早期，病情还不是很严重，患者的身体体质也好），有的患者虽见转移扩散，但原来说是只能活数十天的患者，也可存活数年。有好几例癌症患者，经过数月治疗，精神恢复得像正常人一样，医院检查，癌症仍然存在，但也没有恶化，癌和身体同时存在，这是保命留病之一法。杭州就有一例大肠癌患者，原来医院告知只能活三个月，我接手治疗后，目前已经活了八年之久，身体看起来还很强健，可以接送小孩上学、买菜、打扫卫生。但医院检查癌症仍存在，只是每年要服药数月之久，以维持生命。

所以治病的基础建立在元气之上，如果患者的元气溃散，不仅是癌症没法治，其他疾病也一样没法医治。

★肝癌，脉沉涩浊

吴某，女，65岁，丽水人。

脉沉涩浊。面色暗。舌淡暗、苔厚。

苍术30g	厚朴20g	生黄芪50g	柴胡15g
黄芩20g	茯苓50g	益母草30g	干姜15g

泽泻15g　　　　丹参30g　　　　鸡血藤30g　　　　败酱草30g

肝主疏泄，肝患癌则肝的疏泄功能必减弱。本患见面色萎黄、舌淡、脉沉，一派气阳不足之症，但因癌毒内结，治疗温阳不得太过，所以重用黄芪补气促升发，顺肝升之气。肝病则脾不运，故而加苍术、厚朴、干姜、茯苓等运化中焦促后天化源，酌加解毒、运血、疏肝药以治标。

吴南京分析：

因脾胃运化需要肝的疏泄，如果肝的疏泄功能不足，则脾胃就失健运，所以治疗肝病，一定要考虑到脾的运化问题，更何况是肝癌。但肝主藏血，血亏则肝硬，所以先人对于补养肝血的药称为柔肝养血，但脾主营，脾胃所消化吸收的食物能量又能转化为肝血而养肝。中医学将肝的疏泄促进脾胃的健运称为"木疏土"，而对脾胃吸收营养以养肝称为"土培木"，所以本案药用黄芪、苍术、厚朴、干姜、茯苓补气运脾，以促后天化源，再以柴胡升发之性以疏肝气，又进一步促进脾胃的健运。特别是黄芪一药值得一提，黄芪性味甘温，补气又能促升发。肝之性是升发之性，黄芪补气而顺肝。张锡纯说黄芪补肝气，是有道理的，笔者治疗郁病，见脉沉弱无力气阳不足无力升发的肝气郁滞，以大剂黄芪为主药，伍以固肾温阳，实能有良好的疏肝作用。

虽说患者没有明显的热毒之邪，但还得考虑到癌症使气血郁滞产生的热毒，加用黄芩、败酱草，且黄芩和干姜相伍，取辛开苦泄之义，以调运中焦。气血郁滞不通，加益母草、丹参、鸡血藤养血活血。

对于活血药在癌症中的应用，有的认为要重用，有的认为要少用。但从中医学角度分析，癌症对元气的消耗很大，过用活血药会对气血有所耗损，显然不能用破血之药，如果见癌症积聚很明显，亦可用和缓的活血药伍软坚散结药（如浙贝母、鳖甲、蚤休等，都有很好的散结作用）为宜，这样可以减少气血的耗损。

另外，治疗癌症，清热解毒药不能过用，常见一些药方用大剂的清热解毒药来治疗，甚至见阳虚湿阻亦重用寒凉，反使气阳大伤而病更严重。

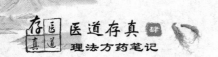

★肺癌，面暗色斑

刘某，女，37岁，东阳人。

面暗色斑，舌嫩苔薄，舌边瘀斑，唇紫。右脉弦涩数，左脉偏弱。

党参20g	苍术30g	枳壳20g	麻黄5g
桔梗10g	浙贝母20g	瓜蒌皮20g	芦根30g
丹参30g	鱼腥草30g	狗脊30g	菟丝子30g

右脉主气，肺主气，痰瘀之毒郁结于肺胃久久不化，是见右脉弦涩数，所以用苍术、枳壳调胃，更加大队调肺化痰散结之药合治肺患。癌症为病，总是元气大虚，天下没有哪个癌症患者见元气充实的，所以攻病之时必要扶正，以免更伤元气。

吴南京分析：

本案患者见面暗色斑、舌边瘀斑、唇紫、脉涩等瘀血阻滞之症，但笔者治疗时却不重用活血化瘀，反而仅用丹参一味以疏通。要知患者癌毒明显，治疗上得急祛肺中之邪，重点并不是活血化瘀。患者虽说瘀血较重，但左脉弱是营血不足之象，如过用活血化瘀，反更伤阴血。所以补气上不用黄芪，而是用具有补营分阴血作用的党参，是为防化痰排痰中再耗阴血。

治癌必化痰湿，这是笔者的观点，痰湿不化，癌毒永不得宁。人体的构成大部分是水，气机稍一郁滞则水湿聚而成痰，影响血行而成瘀、成毒。痰是水湿所化，但性质黏滞缠绵，于是癌毒就和痰胶结在一起，很难化开，这是癌症难治的根本因素之一。所以治疗癌症必要化痰，特别是手术及化疗以后的患者，临床上看更是一派痰湿之象。

笔者治疗癌症颇多，早期及中期的癌症多以气阳不足和痰阻为主，热毒之表现反不严重。见阴伤，多是癌症很严重的晚期，以及放疗后。所以治疗癌症切不能过用清热解毒药，我看过很多治癌症的中医处方，白花蛇舌草、藤梨根等清热解毒药的用药概率达90%以上，有的患者一派阳虚痰阻，还用养阴解毒来治疗，询问患者，结果是效果平平。我从未见过癌症患者是通过养阴解毒治愈的。

养阴解毒的应用，特别是早期癌症，虽说能抑制一时的癌毒，但用药过于寒凉，反使气血失畅，痰湿反而越重，病更不得愈。癌症是一个慢性病，是一个渐进的过程，发展过程中病情时时在变，治疗又哪有一成不变的道理。

★食管癌肺转移，术后

信某，男，49岁，河南人。

食管癌手术化疗3次，胸闷，呼吸不畅，痰咳不出，恶寒。舌淡，苔厚腻。舌边齿痕。脉浮弦浊。面色萎黄。

生黄芪30g	苍术30g	厚朴20g	茯苓50g
姜半夏15g	干姜15g	鸡内金30g	麻黄5g
鱼腥草30g	桑白皮30g	浙贝母20g	当归15g

本患难治，元气无根，又见邪重，五脏俱虚。调补脾胃，治疗以补气运脾化痰为核心，酌加通利降逆之药。所幸药后患者感觉良好，生活质量有所提高，治愈已难，如能延长生命，提高生活质量，已是不错的结果。

吴南京分析：

患者历经手术和化疗，元气已大伤，治疗自当以扶养元气为上，但患者元气无根，五脏俱虚，又见痰邪闭阻严重，只能健运中焦为本。用黄芪、苍术、厚朴、茯苓、半夏、干姜、鸡内金健运脾胃且化痰湿；麻黄、鱼腥草、桑白皮、浙贝母宣肺排痰解热毒。酌加一味当归调和血行。病情到此地步，所能做的就是快速使肺中之痰浊外排，促进脾胃的消化吸收功能。如果还泥于癌症，用藤梨根、红豆杉、白花蛇舌草、天龙等一些所谓的抗癌药来治疗，已经没有什么意义（用实验室的抗癌数据机械组方治疗，不要说治疗如此重症，就算是癌症之初也没有什么意义），中医学讲的是辨证论治，而不是机械的某药治某病。

有人提出辨病论治，这是一些医生做的文字游戏。病是疾病的全过程，证是疾病发展过程中的某一个特殊阶段，特殊阶段自然要特殊化治疗。例如黄连能治疗痢疾，痢疾是一个病，但这个病在发展过程中会有很多的变化。如患者在患病过程中有食积，食物的积热就会和痢疾之毒相合，治疗就当以运中化滞为主，而轻用黄连；如患者受寒感冒，内热不能外散，治疗就要疏散风寒之邪，才能使郁热不和病毒相合成邪；如患者痢疾长久不愈，已见阳气大虚的休息痢，如果再机械地用黄连套治，就会令患者阳气更伤，病自更严重。

所以治病，是不可能用某个药方机械套治，一定要重视疾病的特殊性问题。虽说有些药针对某些疾病有特殊作用，但这不是治疗该病的唯一选择。中医治病讲的是整体治疗，很多时候，治好疾病并不是因为某药起作用，而是整个身体得到调整，身体的自我修复而病愈。

★直肠癌肝转移，伴夜尿频数

徐某，女，41岁，金华人。

脉沉细涩数，面暗色斑，夜中尿频，舌红裂。

拟：清肝运脾，固肾调血。

茵陈30g	黄芩30g	柴胡15g	生白术30g
厚朴20g	枳壳15g	干姜10g	补骨脂30g
丹参30g	败酱草50g	皂角刺10g	

本患病情严重，阴阳俱损，同时又见热毒炽盛，清解热毒为当务之急。重用黄芩直折、败酱清解，茵陈清利；六腑以通为顺，大肠癌毒瘀结，降气顺肠以除病之本，复肠之用。虽见肾气亏败，少辅就可，过用补肾反不利热毒祛除。

吴南京分析：

治疗有标本缓急之不同，不论何病都一样。本患肾气亏败，可以用九死一生来形容，想要起死回生已难。但通过合理的治疗，可以适当地延长生命，提高生活质量，令其有尊严地离开。

对于癌症的转移治疗问题，要考虑病灶的两个方面，一是原来所患癌症的问题，另一个是已经转移的部位问题。从本患来看，原来是患肠癌，治疗必要考虑到大肠的通畅；转移到肝，也要考虑到肝的疏泄功能。一切治疗，不外是为了恢复身体器官的功能达到保命的目的。

本患之治，用茵陈、柴胡、黄芩以疏散肝胆之热毒；用白术、厚朴、枳壳调中通肠（如果见大便结还可更加生大黄），大肠得通降，热毒才能外排。清热之法是在体内把热邪抑制而已，如水烧开了往锅里加冷水的方式，而通肠降气之法是使内热外排，是釜底抽薪之法。方中用生白术，一在于生津，使肠腑有津可行；二在于扶补正气。因考虑到寒凉药太多，少加干姜以温中焦。

患者舌见红裂，有医治以沙参、麦冬等养阴药而无寸功，要知阴阳互根，见舌裂用养阴，不去考虑阳的问题，无阳则无以化阴。再说患者癌的热毒已很严重，养阴不祛热，是养不了阴的。观《伤寒论》中的"承气汤"和"白虎汤"两方，都是治疗内热之方，见阴虚了才加人参，治疗上总是以急治标为上，标症解决，本才能固。

本患者我先后调治近两个月，效果还算理想，上方服药十余天，舌的干裂之象有所好转，后参用枸杞子、白芍、梨子等药于药方中。但要起死回生，我爱莫能助。

★前列腺癌术后，伴便溏次多

陈某，男，64岁，东阳人。

前列腺癌手术后，腰椎退行性变，尿黄便溏次数多。舌红苔腻。脉沉涩浊稍数。

炒山药30g	补骨脂30g	黄芩20g	陈皮20g
生黄芪50g	防风10g	败酱草30g	苍术30g
益母草30g	干姜15g	皂角刺10g	鸡血藤30g

从尿黄、舌红、苔腻、脉数综合来看，患者体内湿热裹结不通，但因见便溏，又是一个手术后的花甲老人，治湿热而不应用渗下，以免伤阳气陷，使湿更不易化。而是健运中焦、苦燥合以芳香来化之。因为术后体弱，健中可祛湿，还能促进食物运化而恢复体能。因考虑手术和年事已高，固补必参之。

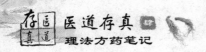

吴南京分析：

治疗癌症，不能因一个"癌"字就机械套用实验室里的所谓抗癌药。人是一个有机整体，所以治病一定要考虑到人的整体性问题。本患见湿阻已很明显，但考虑到患者是一个手术后的老年人，所以化湿不能太过，渗下药更要注意。因为渗下药会使人体阳气下陷，化湿要使气机升发湿才能化，这就是中医的升清降浊之意。

另外从前列腺这一发病部位来看，也是处于下焦，自是较长久的清阳失升，使下焦的气血失畅，郁久化热生毒才会形成癌症，而不是说一下子就会生癌。

一切癌症都是一个较漫长的发展过程，没有短时间就生成的癌症。所以说癌症只是一个慢性病。

另外针对热毒郁结，用益母草、败酱草、黄芩以清之。

患者服药1周，湿热大见好转，大便成形，一天两行。但小便见急迫感，问后告知因亲戚结婚吃喜酒造成。方中加薏苡仁50g，焦三仙20g，药后而安。

癌症之治，首要考虑五脏的平衡和元气的充足，切不可见癌治癌，套用活血化瘀和一些所谓的实验室里的抗癌药来治，五脏平衡，元气充足，机体的自我修复功能提升，病情自会慢慢好转。如果真的是癌症晚期元气不支，只要调治得当，也能留癌保命，使患者延年，提高生命质量。

笔记67：杂病

★背痛

黄某，男，40岁，东阳人。

背痛，面暗，舌淡，苔滑，有瘀斑。脉沉细涩浊数。东阳人民医院查得右距骨骨髓水肿，右踝关节少量积液。

| 威灵仙20g | 独活20g | 鸡血藤50g | 生黄芪50g |

苍术30g　　　　　陈皮20g　　　　当归20g　　　　土茯苓50g

菟丝子30g

背为阳之腑，面暗、苔滑、舌面瘀斑、脉涩是为湿瘀互结。前医以"四逆汤"无寸功，是湿不化，阳不能复。笔者治以威灵仙、独活、土茯苓、苍术等大队祛湿药，湿祛通阳，三五天就大见显效。可见阳虚之病，本虽现，但要审有无挟症，有挟带症，必要去之。标不去，本难复。

吴南京分析：

右距骨骨髓水肿、关节积液，这是明显的水湿痹阻，属于中医学的痹病。患者虽以阳虚为本，但阳虚不化湿，湿邪引起的瘀血阻滞，湿瘀互结的病之标，必要祛除。叶桂说利水通阳，利水不一定要用利水药，而是告诉我们祛湿能通阳气。但因患者的脉见数象，说明湿瘀互结已有化热，所以加用土茯苓以利湿解毒。配合威灵仙、独活、苍术诸药的燥湿作用，已有较强的化湿作用。

患者虽说阳虚有湿，但因有伏热存在，所以附子等燥烈之药暂时不能用，用药过热，常易使药热和体内的伏热合邪成患。只有等到湿和伏热祛大半后才能加大温阳补肾药。患者虽见有伏热，但热势并不严重，所以一味土茯苓祛湿以祛热就可，再不要过用寒凉为治，否则伤了阳气，水湿更不得化。

血脉痹阻，必要用活血祛瘀法来治疗，但患者脉沉细，一个40岁的壮年男子见沉细脉，说明患者精气已损，所以活血通痹药须用当归、鸡血藤之类不伤正者为上，再加黄芪和菟丝子补气固精以养元气。切不可因见血脉痹阻，就重用活血药猛攻。因关节积液等疾病，不可能和肌肉组织一样可以较快化掉，得有一个较长的时间过程，正气得时时顾护。

★不语

卢某，男，9岁，杭州人。

9岁不能说话，久治无效，烦躁多动，体胖。舌红嫩，苔稍腻。便溏。

党参20g　　　　　苍术20g　　　　厚朴15g　　　　补骨脂20g

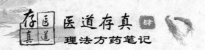

菟丝子20g　　　炒山药20g　　　石菖蒲10g　　　僵蚕15g

鲜竹沥20ml　　　丹参20g

体胖、舌嫩、便溏是脾虚湿阻；烦躁多动是相火过亢。小孩体性纯阳，相火旺，痰阻日久化热上扰心神，心窍不开，以致不语。治以运脾化痰为本，辅以开窍平肝醒神。此患治疗2个月余，终于开口学语，故录之。

吴南京分析：

本患不是儿科的五迟证，而是痰湿闭阻，气血不通引起的不语。药用苍术、厚朴、石菖蒲、鲜竹沥化痰开窍；因痰湿阻滞会影响气血通畅，加丹参、僵蚕活血通络。

这是笔者2014年夏天治疗的一个患者，患者家长见小孩会开口说话，来电话询问我何时到杭州。我事务较多，当时一般在横店坐诊。家长觉得来横店不方便，于是放弃治疗，求助于佛教。记得当时安徽有一子宫腺肌症的患者在找我治疗，患者之间亦微信相互联系。小孩家长告诉安徽患者，她的孩子是因为信佛才会开口说话，叫安徽患者亦去念佛，能治好她的子宫腺肌症。当安徽患者告诉我此事时，我真的无话可说。记得当年我父亲生病时，我母亲亦整天去拜佛，把希望寄托于神佛，渴望得到神佛的保佑，我父亲的病会好过来。可惜神佛保佑不了我父亲，还是我自己学习中医后才治好了父亲的疾病。

神佛之事，对于一些神志方面的疾病，是可以让人的精神有一个依靠，从而使人的神志得以宁静，促使五脏平衡而能愈病。但神佛不是万能，得病又岂能靠神佛愈病？

当然对神佛的迷信，也造就了一些对中医一知半解的江湖术士，依托于一些宗教场所行医的所谓的"佛医""道医"。

★多病杂合

应某，女，65岁，永康人。

医院检查患萎缩性胃炎、脑梗死、腰椎间盘突出、高血压、干燥综合征、盆

腔炎。夜中口干，手足麻木，神疲无力，大便细条，小腹痛，舌红，脉虚数，两
尺弦。

杜仲30g	菟丝子30g	肉桂5g	鸡血藤50g
天花粉30g	麦冬20g	生黄芪50g	苍术30g
陈皮20g	败酱草30g		

本患病情复杂，病种众多，如西医为治，必无法统一，而中医则求症结的
关键所在。口干、舌红、脉虚数是阴精亏虚，阴亏则脉不充而行血不畅，造成肢
麻、腹痛等；阴亏则胃不能通降是为痞。所以治疗用养阴、顺气、通脉。阴阳化
生之理，少加肉桂以纳阳。因见热毒酌加败酱草以治之。

吴南京分析：

现在类似的患者很多，去医院里检查一身都是病，治得了这里那里又出毛
病。其实人的健康在于五脏平衡、元气充足，如果五脏一有不平，元气必不足，
于是百病丛生。

本患年过花甲，肾气已亏自不必说，加上众多的疾病，必是前医见病治病，
使元气更损，这才是真正的病之根源。治疗这样的患者，千万不能急于求成，而
是先调和五脏，补充元气。

元气充足，病自消。元气之根本在于脾肾，方用杜仲、菟丝子、肉桂固肾
养精；黄芪、苍术、陈皮补气运脾。因见有上浮之虚火，加用天花粉、麦冬清肺
顺气；有热毒加用败酱草通血解毒。虚必有瘀，重用一味鸡血藤补血、养血、通
血，使全身气血通畅不滞。

中医治病之要，在于用中医的理念去理解疾病，而不能被西医的病名所局
限。如果被病名所局限，那就会有治不完的疾病，这病还没治好，另一个疾病又
发生。

笔者跟师三年，总结出一个道理。如果以疾病的角度看健康，就会有治不完
的病，如果以生命的角度看疾病，就会觉得疾病也不难治愈。因为治病的目的是
为了保命，而身体本身就有很好的自我修复作用，应以调和五脏、补充元气为治
病的根本，如此一来，很多疾病不治自愈。

★股骨头坏死

潘某,男,53岁,杭州人。

股骨头坏死,头痛。舌红,尖边偏红。脉沉细弱偏涩,左脉无力。

拟:固肾养清,调血通络。

菟丝子30g	枸杞子30g	补骨脂30g	川续断30g
鸡血藤50g	苍术30g	丹参30g	葛根30g
生黄芪50g	钩藤20g		

本患脉弱而舌红,寒热错杂。肾主骨,股骨头坏死不外肾虚血瘀。血行不畅而化热,所以治疗在于固肾本。丹参、钩藤之用,在于清顺心肝,使元气下归于肾。更用葛根,取其通络,和丹参、钩藤合用,使气机升降有序。但本病之治,总得有一较长时间过程,用药平稳以求长治。

吴南京分析:

《内经》里提到性生活过度会使人大骨坏死,所说的大骨,就是指股骨头。过度的性生活会伤肾气,也就说明了股骨头坏死之因,主要在于肾气亏虚,所以治疗本病的核心法则就是固肾养精。

本病很难治,主要难在患者的心急和医生的急功近利。患者久病一心想一剂而病愈,而医生心急,急于一剂建功。

体虚要补养,补养没有速效之法,必定得有一个较长的时间过程,患者急也急不来。医生机械地把本病和一般的痹病混淆,祛风湿止痛药和活血化瘀药猛下,想一剂定乾坤。不知患者本就精气亏损,再用耗气伤血的祛风湿药和活血药猛攻,使虚上加虚。

幸好本患久治不好,有耐心,先用中药调治近3个月,后冬天转凉,又用固肾养精辅以和血通络的药方配成膏方缓调了半个年,才得以明显见效。

虚证难治,治疗必定得有一个较长的时间过程。

★甲亢

患者，女，35岁，丽水人。

腰肢不畅，神疲无力而心烦。舌淡暗，舌面红，瘀点，苔白腻。脉弦细涩数。患者自述服清凉药。

拟：运脾补肾，清透血热。

狗脊30g	川续断30g	菟丝子30g	巴戟天30g
泽泻10g	生黄芪50g	苍术30g	陈皮20g
紫苏叶20g	鸡血藤30g	丹参30g	益母草30g

甲亢之病，目前大多医生都机械套用清肝泄火来治。本患因服清凉药反伤脾胃和肾阳，阴生阳化，无阳则阴不化而营全身。患者脾肾两亏且见湿阻，治疗自然以运脾补肾为根本，先后天并治，使气血（生化）有源，相火得潜。虽有脉数之热，亦是瘀湿互阻而化热，通脉畅血，清透内热就可。

吴南京分析：

神疲无力是气不足；舌暗苔白腻、脉浊是有湿；舌面瘀斑、脉涩是有瘀；舌面红、脉数是有热。通过这样的分析，可知患者的病标是湿瘀化热，病的本是脾肾两虚。用狗脊、川续断、菟丝子、巴戟天固肾养精，用生黄芪补气。针对湿、瘀、热之邪，用苍术、泽泻、陈皮、紫苏叶化湿；鸡血藤、益母草、丹参活血通络，加上泽泻、紫苏叶清透郁热。

本患是我庆元老乡，深知久治不愈的疾病都会求助于民间土方，患者自述服清凉药，不外于一些民间医生告知甲亢是为热病，得服清凉药。庆元山村，到处是清热药，有很多人因过服清热药而伤元气。本患久服不效，自知病情的热，是因为湿瘀互结而化热，而不是病的本身就是热，所以治疗上重在化湿，湿祛则血能畅行，热自祛。

化湿之道在于脾肾，再加一味紫苏叶和升清阳，更利于湿邪的运化。

用清热养阴来治疗甲亢，已成为民间治疗甲亢的一个通用法则。但要知道阴

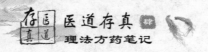

生阳化的道理，无阳则无以气化，纯用阴寒之药，只会使人的阳气更伤，从而无已化阴。

本患是因为产后失养，身体一直不好，后来到医院去检查才知道是甲亢。所以医院的检查数据，只能作为中医的一个参考，切不可机械地认为甲亢就是热病。

★肾结石

杨某，男，46岁，兰溪人。

肾结石疼痛不已，不时发作。医院检查并患肾积水。脉沉涩，舌淡胖多津。

怀牛膝30g	泽泻20g	茯苓50g	葛根30g
桂枝15g	苍术30g	厚朴20g	金钱草50g
威灵仙30g	生黄芪50g		

肾结石为有形之邪，应以速治。前医治以化石利尿不效，主要失于补气升提。肾积水为湿邪，升清才能降浊，升降气机是治疗结石之要。本方用牛膝、泽泻、茯苓、金钱草降气；黄芪、葛根、桂枝、威灵仙升提；苍术、厚朴运中以利气机升降而已。患者服药两三剂，医院复查积水、结石均瘥。

吴南京分析：

治疗肾结石，一般以海金沙、鸡内金、金钱草三药合用，谓之化石三金，但用于临床，效果并不是很理想。要知结石之有形之邪，得有阳药才能使结石动起来，才能真正达到消石化石的作用。记得2010年冬天，我朋友丁某的姐夫在上海，半夜肾结石引发肾绞痛到医院急诊，医院建议光波碎石，但因为原来就已经用光波治疗过2次，每次碎石之后，人就像虚脱一样，实在吃不消，于是拒绝光波碎石，求助中医治疗，我用以上思路治疗3天，医院复查结石已消失。

治疗肾结石，先最好用B超检查结石的大小，如果结石过大，不应用排石方法来排。应先用消石融石法，使结石变小后再排。本患的结石不大，可以排，所以这是排石之法。但排石也在于升降气机，而不能一路沉降。如果全是沉降药，结石很难排出，并且易阻于尿道而发生强烈的疼痛。

结石之生成，是人体的水湿气化不利，产生水湿中一些物质积阻而成，所以这和日常生活的水质关系很大。比如金华周边的仙桥、苏孟等镇，百姓多用地下水井取水饮用，所以这两个镇的肾结石患者很多，并且总是反复不愈，原来的结石治好了，过不了几个月，医院检查又患肾结石。我曾嘱咐他们在饮用水里放木炭过滤，的确使治好的肾结石没再复发。但治疗肾结石，亦总是要促进气化，才能从根本上解决体内的结石问题。

★筋痛

陈某，女，70岁，金华人。

不时四肢挛急疼痛，潮热，自汗，肢冷，严重失眠，面暗，手麻。舌暗。脉沉细涩数。

丹参30g	木瓜30g	炒白芍20g	桂枝15g
鸡血藤30g	党参30g	苍术30g	陈皮20g
菟丝子30g			

高年之人，长期潮热汗出则伤气阴。阴血不足，筋脉失养而挛急疼痛；阴血不足心脉失养，相火不藏则扰乱心神而失眠。用木瓜、白芍酸敛养阴；党参甘平质润养气生津，共达复阴之效，用一味菟丝子以固之。丹参、鸡血藤、桂枝以通脉。

吴南京分析：

筋痛之患，有瘀阻不通和润养不足之区别，但常相互为邪。从本患来看，舌、面俱暗，脉涩，这是有明显的瘀阻。但瘀阻分湿痰之阻和瘀血之阻，本患湿象不明显，而是瘀象明显，所以治疗上得通经活络。

患者又见失眠、自汗、脉细诸症，这是明显的阴血不足之象，可知患者之瘀在于阴血不足，脉络不充，治疗之本还在于润养阴血。但要考虑到古稀老人，五脏功能下降不足，润养之药要性润而不腻为上，如果药性滋腻不利运化，反养不了阴血。观《伤寒杂病论》中的"麦门冬汤"用燥药，可知用养阴药一定要考虑到脾胃的运化问题。所以选用木瓜、白芍、党参、菟丝子诸药合用，共达养气阴的作用。

另外，从患者的肢冷、自汗两个症状来看，属阴阳两虚，偏于阴血亏虚，所以温阳药应少用，考虑汗证的问题，选一味桂枝，可温，可行，可散，结合党参、白芍、苍术、菟丝子诸药，其就是一个变通的桂枝汤，不外于用党参之甘平代甘草，用苍术发散代生姜，菟丝子之固养代大枣。

治病用方之要，在于随证变通，病证变化，用药也随之变化，切不可拘泥于古人固定处方不变。患者1剂药后就见显效，治疗1个月余后，随着天气转凉，伍以巴戟天、炮附子、枸杞子诸药。先后调治近3个月而安。

★手抖

徐某，男，65岁，横店人。

医院检查患帕金森病，手抖不能用，面暗，神疲。脉弦涩数，舌红多津。

僵蚕20g	天麻20g	钩藤20g	半夏15g
石菖蒲15g	鸡血藤50g	菟丝子30g	苍术30g
茯苓50g	党参30g	狗脊30g	鲜竹沥20ml

本患瘀热明显。痰阻则瘀，生痰之源为脾胃，所以治疗以运脾。肝为风脏，肝气太过则病见风象，故而加僵蚕、天麻、钩藤平肝息风，肝风得平，脾得养。因考虑患者年过花甲肾气不足，加菟丝子、狗脊。

吴南京分析：

对于本病，多遵平肝镇肝以息风来治疗，但手抖不外是血不养筋为患。从本患的弦涩脉来看，是痰瘀互结之患。痰瘀互结，血络不通，营养不能养筋。肝主筋，又主藏血，肝血足则筋得养。但肝血之养筋，还得气血通畅，如果气血不畅则血不能输送于筋，于是筋亦失养。从本案的病情来看，痰瘀互阻化热很明显，痰瘀闭阻，血自不能输养筋脉，于是才见手抖。如果不化痰瘀仅是平肝息风，难愈本病。因此，治疗帕金森病一定要补血养血通络，气血不通畅，难以治愈。

药用僵蚕、鸡血藤活血通络，特别是重用鸡血藤，通络活血又能养血润筋；半夏、苍术、茯苓、鲜竹沥、石菖蒲化痰开窍，痰祛则使痰瘀分消，瘀血得化。用党参、狗脊、菟丝子补气固肾，使血有化源，有血可通。僵蚕、天麻、钩藤、茯苓平肝息风。至于茯苓一药，有很好的重镇之功，虽说不像金石类的重镇药，但茯苓质沉能降，味淡能通阳，伍于平肝药，可使平肝药的效果明显加强。

★手抖

丁某，男，67岁，金华人。

手抖不能用，高血压：舒张压180mmHg，收缩压120mmHg。脉沉涩浊数，舌淡暗胖。

地龙20g	僵蚕20g	石菖蒲10g	怀牛膝30g
覆盆子30g	鸡血藤50g	泽泻15g	巴戟天20g
苍术30g	陈皮20g	菟丝子20g	天麻20g

颤抖不宁为风之象，为肝风内动之故。肝寄相火，根于肾，肾精亏虚无力制养肝火，是为上扰之由，治疗之本在于固肾填精以涵养相火为本，平肝通络为标。舌见淡胖，脉象沉浊，是痰湿内阻，湿亦是由肾虚气化不足而生，根本还在于肾。

吴南京分析：

肢体颤抖中医学称为风症，从病机上来看不外于经络瘀阻和气血不足两方面。如《伤寒杂病论》中的"真武汤"症也讲到了身体不自觉地动，这是因为体内水湿太过，闭阻经络。以前笔者山村中有人下田地干活，受湿过重，到了晚上腿会挛缩疼痛，看起来和手的颤动不太一样，但都是筋脉不自主的抽动。这均是由水湿太过，闭阻气血的畅通造成。

本患见脉浊、舌胖，亦有明显的水湿之象。但考虑到患者是一个近70的老人，肾气亏虚，所以治疗上利湿药用得不多，以免伤阳，因阳是气化之本，利湿太过，反更伤阳气。所以治疗上反以潜阳为主，阳气得潜藏于肾中，才能发挥阳气的生理功能，水湿自化，脉络才能通畅。

地龙、僵蚕、怀牛膝、天麻、泽泻引阳下降；覆盆子、菟丝子、巴戟天固肾温阳；石菖蒲、苍术、陈皮调运中焦气机，中焦之痰湿之邪祛除后，气机才能上下通畅；水不利则血不畅，重用一味鸡血藤，配合地龙、僵蚕养血通络。

对于本患的治疗，最常见的一个误区就是只知平肝息风，不知运中化湿。要知肝气被抑制，脾胃势必失于健运，于是痰湿内生。痰湿在体内时日一久必化热，瘀阻之热和肝中相火合邪，病情就反复不愈。很多患者服用平肝药后觉得症状缓解，可是停药后病情更严重，主要原因就是平肝过损脾胃的运化功能。

★体困

黄某，男，43岁，横店人。

体困无力，百药不效，面暗额红。舌红、苔白腻，唇色紫。脉沉涩浊、稍数，右关无力。

苍术30g	厚朴20g	陈皮20g	紫苏叶20g
葛根30g	黄芩15g	益母草30g	生黄芪50g
鸡血藤30g	菟丝子30g	狗脊30g	

体困无力，前医治以六君子、补中之剂不效，主要在于瘀阻的问题。血为阴物，无气则不能自运。颧红、脉数是有内热，结合面暗、唇紫、脉涩，可知此热不仅为气虚不足之发热，同时还有瘀阻日久的化热。瘀血不祛则热不能除，热势存在不断的耗气则致无力。另外加葛根清透，黄芩直折。

吴南京分析：

李杲治疗气虚发热是见症如"白虎汤"症的体表外热，其实从临床上所见到的气虚还会见内热。比如过饥，人就会见心烦热，按脉见数脉，并不见白虎汤症的外热，而是内热。但从治疗上还是一样，补气药和清热药合用。李杲是用人参、甘草、黄芪等补气药，和黄芩、黄连等苦寒药组合来治疗。而笔者则是用葛根、黄芩、益母草三药来清散内热。患者有明显的唇紫的瘀血之象，治瘀热，一定要疏通血脉，热才能从根本上祛除。益母草既能清透郁结之热，又能通调血脉，用之很合拍，所以不能因益母两字就不用于男性患者。

舌苔白腻是有湿，瘀血和湿邪相合，治疗一定要湿瘀分消。如果单纯活血，很难祛瘀，而是要把化湿药和通血药相合为用。

脾主四肢，主肌肉，脾虚则肌肉无力清阳失升，人才会困而无力。患者因湿困瘀闭，阳气不能充于四肢和肌肉，所以升清阳之药选择紫苏叶，能升又能和中化湿。

肾为气根，久病之人要考虑肾的纳气问题，加用菟丝子、狗脊以固肾。

从此患可以看出，体困之人，不单纯是气虚，一定要考虑其他的挟症。笔者还曾治疗过一例因食积造成的体困之人，也是百药不效，后来用保和丸加黄芪为基本方，调治半个月而安。如见体困就乱用补药，不考虑挟症的话，恐怕反生他变。

★五迟

卢某，男，4岁，东阳人。

4岁不语，小时体弱多病，大便干结。

生地黄15g	生白术15g	厚朴10g	石菖蒲5g
党参10g	枳壳10g	当归10g	玄参15g
竹茹10g	杜仲15g	菟丝子15g	

五迟是为先天不足，素来体弱多病可知。小儿为纯阳之体，多易化热，今见大便干结，是肾精亏虚无力制火，内热灼津，使痰阻于络而致不语。治疗当以固肾养阴，使火热除而津液得复，更加清透凉血祛痰热以治标，这样阴气才能从根本上得以治疗。但五迟本虚之治疗，非一日之功，得有一个过程。

吴南京分析：

发音要靠足够的肺气和灵活的舌头。但肺气之根在于肾，舌之灵活在于肾气。所以治疗本患必是在肾气上做文章。

患者见大便干结，自是肾气亏虚。肾气分肾阴和肾阳，病患显然是阴分偏虚，所以治疗这种大便干结，主要以润养为上，精气足则肠能润养，大便才能软而易排，火气下降舌才能灵活。

但过用润药又会影响脾的运化问题，在健运脾胃上用生白术为好。白术一药，炒制之后生津之力大减，对于通便的作用就会大大下降，因此选用生白术有很好的生津通便效果。

不语是窍闭不开，所以再加开窍化痰。本患儿上方治疗10余天后，大便变软而通畅自如。后来又经数诊，先后用到枸杞子、覆盆子等药，时能有爸爸妈妈等简单的发音。后来我离开横店，不知长远效果如何。

对于不语证，有虚有实，2014年夏，笔者在杭州也曾治过一例9岁不语的患儿，见躁动不安，脾气急躁，食量很大，形体丰胖，面上数个绿豆大的痤疮，大便干结失畅，笔者治以消积化痰、开窍清热，初起重用大黄为治，治疗数次亦能发音说话。可见五迟的治疗，也不全是虚证，现在孩子生得少，时有宠爱太过，又大吃大喝，痰湿闭窍也时常见到，需要注意。

★ 小腿抽筋

程某，男，47岁，金华人。

稍累则小腿抽筋，服木瓜等化湿不效。舌胖嫩，多津。脉沉弱无力。

拟：补中益气，和血通脉。

生黄芪80g	苍术30g	陈皮20g	葛根30g
鸡血藤30g			

气主升发，累则气更虚，升发不力，气机下陷，以致下肢血脉不通而挛急。重用生黄芪80g，配葛根升举清阳，以解下肢之困。配鸡血藤以通脉和血，此为补中益气汤变通。

吴南京分析：

我以前在老家生活时，常有村民发生小腿抽筋，多发生于夜里，疼痛而醒。

发生小腿抽筋多见白天上山干活汗出过多，或下田干农活感受水湿所引起。汗出过多则筋无津养而发生挛急而抽筋；下田干活，水湿过重则湿邪闭阻，血脉不通而发生挛急而抽筋。这一湿一燥临床治疗上一定得细细区别，不能把木瓜作为治疗小腿抽筋的专利药。

《内经》的病机十九条中讲到湿邪会使人抽筋，但对于燥则没有论述。但我们从临床上看，患者高烧不退，津液大量丢失，亦会发生角弓反张的抽筋症状。可知筋无阴血、津液来养，筋脉主会拘急而抽掣。

本患舌胖嫩多津是有湿，脉沉弱无力是气虚。可知这湿是因为气虚无力气化造成，所以治疗重点在于补气升阳，而不是化湿。另外气为血帅，气虚之人，一定要考虑到血行的问题，故而加鸡血藤以活血通络。

★小腿发热

陈某，女，43岁，横店人。

两小腿发热，冬天小腿亦不怕寒。月经后期，便溏，纳呆，稍食凉物则胃痛。面色暗，心烦。舌淡红，尖偏红，根苔厚腻。脉沉细弱偏弦涩。

拟：补中益气。

生黄芪50g	苍术30g	陈皮20g	干姜15g
巴戟天30g	黄芩15g	柴胡5g	升麻5g
鸡血藤30g	丹参20g		

本案一派阳虚之象，又见两小腿发热，细推之，病实为阳虚下陷，清阳不得上升所致。治疗得补中益气升清阳，虽见舌根苔厚腻的下焦湿阻，亦不可用利药，因利尿必伤阳，更使阳气不得上升。但湿阻日久化热，热邪上冲才会心烦，所以在补中益气方中酌加黄芩、丹参。

吴南京分析：

气和阳都属于阳的一面，但气为阳中之阴，见阳虚而气机下陷，治疗仅用补气药难以升发气机，一定要同时应用温阳药，才能有效地促进气机的升发。本案用黄芪补气，干姜温中焦，巴戟天温下焦肾阳。使气机升发有力，以解决小腿的发热之患。

但患者见舌尖红、心烦，这是上焦有浮热，升提太过，阳气会更扰心神，所以加用黄芩和丹参以清上焦之浮热。患者见脉涩，这是血行不畅，血为阴物不能自运，得有足够的阳气来温煦和推动，气阳两虚之人，多见血行不畅，丹参活血清心除烦，和鸡血藤伍用，可以促进通血之力，使药补而不滞，元气通流于全身。

对于气虚下陷的患者，见湿阻要慎用茯苓、泽泻等利尿药。但也不是不能用，而是要视湿邪的轻重，如果湿邪很盛，此时在补气温阳的基础上重用利尿药，使湿祛而阳气得通，如"真武汤"。但这种治方，是针对邪盛的应急治疗，切不可长久应用，待邪祛大半，就应马上减少或停用利湿药，以免气机下陷难以升发。而针对有湿邪，可用燥药运中之法进行。

★胁痛

肖某，男，43岁，杭州人。

长期饮酒，右胁痛，体胖。医院查患气管炎、高血压、高血糖。面暗，痰多。舌红苔腻，脉沉涩浊。

黄芩20g	茯苓50g	麻黄10g	苍术30g
姜半夏10g	柴胡15g	陈皮20g	丹参30g
钩藤20g			

过度饮酒，身体自伤。体胖、面暗、痰多、苔腻、脉浊，一派湿邪阻滞之象，治疗重在运中化湿，中焦得健运，气机升降有序，肺气自利，痰湿自除。虽见胁痛，也是湿邪闭阻，气机不畅所致，不是川芎、延胡索等活血止痛药可治。

吴南京分析：

胁痛常有发生，胁部从经络上来看是足少阳胆经所过，所以治疗多以升发气机为要。但气机失升，因气阳不足无力升发，肝郁气滞阳气下陷，痰饮瘀阻阻碍气机的升发等诸多因素。

本患从症候群上来分析，有明显的痰湿阻滞，可知治疗的重点在于运中焦湿，而不是见痛止痛。如果痰湿不化，气机郁闭不通，用止痛药也没有效果。从"温胆汤"（用药不外是化痰）可以看出，所谓温胆，并不是用温热之药来促进升发，而是用化痰之法使痰湿祛除，阳气得以升发，才谓之温胆。于是笔者仿温胆汤之意，加用丹参、钩藤为治。

虽医院检查患气管炎，但并非必须用鱼腥草等清热解毒药才能治疗肺炎。肺为贮痰之器，患者痰湿之象非常明显，治痰就是治炎。比如患者风寒闭表的肺炎，也不能因为一个病名就乱用清热解毒药猛下，而是用"麻黄汤"宣发，寒去则肺炎得愈，如果见风寒还用清热寒凉药为治，反使寒邪闭阻，加重病情。本患见痰湿为患，治疗重点在于化痰湿。

因患者有明显的胁痛症状存在，加柴胡、麻黄促进气机宣发，清阳得升，湿浊之邪自祛。痰湿之性黏滞，影响血行，所以加丹参以利血脉。

★ 胸痛

汤某，男，76岁，横店人。

胸痛气喘，活动后加剧，面色萎黄。舌暗，唇紫。脉细弱稍涩。

拟：补气通阳，运血。

桂枝15g	炙甘草15g	生黄芪50g	当归15g
鸡血藤50g	石菖蒲10g	苍术30g	陈皮20g
菟丝子30g	葛根30g		

胸痛原因很多，但临床上以郁和寒为主。本患见明显的瘀血闭阻之象，同时又见元气亏虚之机，可知是由于气阳两虚无力运血。治疗得以补气温阳为根本，辅以养血通脉为治。

胸内藏肺、心，是清阳之所，不得有浊邪在，所以加用石菖蒲开窍去浊。高年之人，肾气必亏，加菟丝子以固肾气。

吴南京分析：

面色萎黄、脉弱，活动后气喘见于一位70余岁的老人，可知身体元气之亏。气为血帅，气虚则血滞，此患虽见明显的瘀血症状，但活血化瘀不能太过。治疗瘀血证，一定要考虑多方面的因素，对于见气虚血瘀并见，是因气虚无力失去血行，治疗的重点在于补气；见阳虚血瘀，是因为血失温煦而滞，治疗的重点在于温阳；见脉细无力的气血两虚和瘀血并见，治疗的重点在于补气养血；见舌苔白腻、脉浊涩的瘀血，这是痰湿和瘀血互结，治疗上一定要分消痰湿和瘀滞。

本患气血阴阳都虚，但要知营生于脾，精又能化气，所以治疗重点在于补气健脾，见瘀也仅用当归、鸡血藤之属，补养之中又能疏通。

葛根之用，一取通络，二取升清阳。很多人把葛根和风药合为一谈，其实葛根并无外解作用，葛根汤的外解是麻黄的宣肺发挥的主要作用。说葛根解表，是因其气味俱轻，能通阳之意。笔者用葛根，是取其气味轻来通阳，达到通脉络的作用。

老年人肾气必亏，但固养肾气一定要考虑到老年人的五脏功能下降，熟地黄等药性滋腻的，一定要小心应用。一定要考虑到脾胃的运化问题，何况江南多湿多热。

★虚阳上越

厉某，女，50岁，横店人。

面色潮红，头上冒汗，下肢冰冷，经期错乱。舌尖红，根苔厚。脉沉细涩，两尺无力。

覆盆子30g	菟丝子30g	枸杞子30g	巴戟天30g
泽泻20g	怀牛膝30g	干姜15g	苍术30g
厚朴20g	茯苓30g	党参30g	益母草30g

肾为阴阳之根，虚则阳气不潜。脉症合参，见上热下寒，患者年处更年期，治以固肾潜阳。因见下焦有湿，湿不祛则阳不得潜，所以用苍术、厚朴运中，泽泻、牛膝、茯苓祛湿降气以潜阳。此患不得以金石重镇，否则伤中损阳。

吴南京分析：

患者上热下寒的症状明显，不难诊断，但治疗上常会犯错，特别是用金石重镇药和温阳药的配伍治疗，常使患者得不到很好的康复。

笔者见过很多治疗上热下寒的处方，多以麦冬、五味子、黄连、肉桂、生地黄、熟地黄、墨旱莲、女贞子、炮附子、珍珠母、龙骨、牡蛎等药来治疗。声称阴阳并补，又潜阳于肾。但患者服了这样的处方，常常浮阳见稍潜，但脾胃运化不畅而见胃脘痞症又生。这就是治疗思路的错误。

要知，阳要潜藏于肾中才能发挥其正常的功能，阳气上浮则中焦脾胃无阳可用必失运，用滋药养阴，和温阳药合用，如脾胃不运，最易生痰湿。再加金石重镇之药降气于下，又使阳气不得上升，脾胃如何能好？因此，治疗上焦有热，下焦虚寒的疾病，一定要考虑到中焦运化的问题，只有中焦运化正常，痰湿之阻滞化开，气机升降的道路才能疏通，上热下潜的道路疏通了才能下潜。而不是机械地用"重镇药+温阳药"谓为潜阳。

本患阳上浮，且上热较重，但还不用黄芩、黄连等药，就是因为考虑到患者的下焦有湿，所以用凉药以用泽泻和益母草。泽泻、益母草都有利水的作用，都能祛湿邪。泽泻泄相火，这是釜底抽薪的治法，用黄芩等凉药是加冷水的治法。患者残阳上越，阳气自虚，血行必不利，用益母草除了可以清透邪热，还能通利血脉。

★足心热

许某，女，88岁，横店人。

足心烦热，心烦不眠。舌红无苔，胖。脉沉细弱稍涩数。

党参30g	麦冬30g	五味子15g	白茅根80g
当归15g	巴戟天15g	菟丝子30g	苍术20g
陈皮20g			

久服养阴清热药不效，是没有考虑到阴生阳化之理。本患见舌胖、脉沉弱，说明气阳不足。虽见足心热，并非单纯阴虚，而是阴阳俱虚。以"生脉饮"加大

剂白茅根清透养阴；巴戟天、菟丝子固肾纳阳。

使火藏于肾才是养阴之正道。

吴南京分析：

患者88岁高龄，自是五脏俱虚，虽见舌红无苔，但治疗上一定要考虑到五脏平衡和阴阳化生的问题，而不能一见足心热、舌红无苔就武断用清热养阴。

脾是后天气血化生之本，为营之源。营为阴，营阴不足必定要考虑到脾胃健运的问题。所以患者虽见阴虚，但还是一样用苍术、陈皮以运化中焦，使脾胃能运化水谷和药，因为中药吃到胃里，如果脾胃失运，一样吸收不了，亦达不到理想的治疗效果。

患者阴虚，又见失眠，这是虚火上扰心神，治疗重点在于清养上焦之阴，使上焦之气潜降于肾，阴气才能真正得到恢复，而不是用生地黄、玄参等滋药为养阴。而是用麦冬、五味子、白茅根三味药以清透郁热，降气潜阳。

高年体弱之人，气血必不畅，方中一味当归，一可润养，二可通血。

本患见舌红无苔、脉数、心烦、足心热，实是一派阴虚有热之象，但细细审之，舌红但舌胖，脉虽偏数，但脉象是沉弱，显然患者阳气亦虚，单纯清热养阴只会更伤阳气，阳伤无力化阴，所以阴不能复，治疗还得以健运中焦以输四傍。金华岭下朱某的外婆，百岁高龄，亦见阴虚，但笔者亦用中成药"参芪健胃颗粒"为养阴之用，不外是促进脾胃运化而起到养阴之效。《理虚元鉴》说到阴虚统于肺，是指肺气要清宁，才能潜阳于肾。但脾胃的后天营阴之本不足，气机之枢纽不通，纯养阴只会使气机更加郁滞。